经典中医启蒙诵读丛书

周 羚 主编

四诊不忘歌

主 编 徐慧艳 周 羚

副主编 孙志文 王冠一 于 洋

U0189566

中国科学技术出版社

·北 京·

图书在版编目（CIP）数据

四诊不忘歌 / 徐慧艳，周羚主编．—北京：中国科学技术出版社，2023.3

（经典中医启蒙诵读丛书 / 周羚主编）

ISBN 978-7-5046-9175-0

Ⅰ．①四… Ⅱ．①徐…②周… Ⅲ．①四诊 Ⅳ．① R241.2

中国版本图书馆 CIP 数据核字（2021）第 180040 号

策划编辑	韩　翔
责任编辑	延　锦
文字编辑	秦萍萍
装帧设计	华图文轩
责任印制	徐　飞

出　　版	中国科学技术出版社
发　　行	中国科学技术出版社有限公司发行部
地　　址	北京市海淀区中关村南大街 16 号
邮　　编	100081
发行电话	010-62173865
传　　真	010-62179148
网　　址	http://www.cspbooks.com.cn

开　　本	880mm×1230mm　1/64
字　　数	81 千字
印　　张	3
版　　次	2023 年 3 月第 1 版
印　　次	2023 年 3 月第 1 次印刷
印　　刷	北京长宁印刷有限公司
书　　号	ISBN 978-7-5046-9175-0/R·2768
定　　价	29.80 元

（凡购买本社图书，如有缺页、倒页、脱页者，本社发行部负责调换）

内容提要

编者从《濒湖脉学》《医宗金鉴·四诊心法要诀》《医宗金鉴·幼科心法要诀》《针灸大成》《伤寒指掌》《明医指掌》等中医经典著作中选取了文学水平较高、内容深入浅出、通俗易懂、读来朗朗上口、中医入门必须掌握的诊断歌诀，按望诊、闻诊、问诊、脉诊及诊病杂法分门别类，汇集成册，并对其中难懂的中医病证及学术名词略加解释。读者执此一书，就能轻松了解中医诊断学全貌，熟读记诵，融会贯通，即可入诊断之门，并为进一步钻研深造打下牢固基础。学习背诵本歌诀，即为中医入门之捷径，非常适合初学中医及中医爱好者阅读。

前　言

中医要练童子功

古人学习中医没有统一教材，更多的是依靠一种自发形成的民间教学系统，中医学的启蒙核心是引导学生构建基础性的知识框架，以及进行经典医籍的精读、熟读。

张奇文教授等曾对 97 位名老中医的成长之路进行研究，在这些名老中医的读书记录中，出现了三百余种中医古籍。但多未必善，其中有 41 人明确提出应背诵《伤寒论》《金匮要略》《汤头歌诀》《内经》《药性赋》《濒湖脉学》《医宗金鉴》等书目。抓住重点，反复诵读乃至背诵，再博览群书，是学习中医学应注意的。

岳美中说："对《金匮要略》《伤寒论》，如果能做到不假思索，张口就来，到临床应用时，就成了有源头的活水。不但能触机即发，左右逢源，还会熟能生巧，别有会心。"

姜春华说："现在看来，趁年轻记忆好，读熟了后来大有用处，这也可说是学习中医最基本的基本功。"

方药中说："我用小纸片把要背的东西写上一小段带在身上，反复默念，走到哪里念到哪里，一天能背熟几个小段。"

哈荔田说："我背书时不用默诵法，而是在僻静处朗朗诵读，俾声出之于口，闻之于耳，会之于心，之后则在喧闹环境中默忆背过的内容，所谓'闹中取静'。如此，则不惟能熟记，且能会意。"

路志正说："先是低吟，即自念自听，吟读数十遍或百遍之数，有若流水行云，出口成诵，形成自然记忆。低吟之后，要逐渐放慢速度，边读边体会文中含义，所谓'涵味吟诵'，务求弄懂原文。"

故此，笔者将适宜诵读的古籍进行整理，按四诊、本草、汤头、针灸、运气、经方等进行分类，望诸位读者铭记老一辈名医的经验，坚持不懈。

目 录

第1章 望诊歌诀

望诊心法要诀

清·吴谦 著

望以目察，闻以耳占，问以言审，切以指参。明斯诊道，识病根源，能合色脉，可以万全。

[注] 此明望、闻、问、切为识病之要道也。

经曰：望而知之谓之神，是以目察五色也；闻而知之谓之圣，是以耳识五音也；问而知之谓之工，是以言审五病也；切而知之谓之巧，是以指别五脉也。神、圣、工、巧四者，乃诊病要道。

医者明斯，更能互相参合，则可识万病根源。以之疗治，自万举而万当矣。

五行五色，青赤黄白，黑复生青，如环常德。

[注] 此明天以五行，人以五脏，化生五色，相生如环之常德也。

木主化生青色，火主化生赤色，土主化生黄色，金主化生白色，水主化生黑色，肝主化生青色，心主化生赤色，脾主化生黄色，肺主化生白色，肾主化生黑色。

变色大要，生克顺逆。
青赤兼化，赤黄合一，黄白淡黄，
黑青深碧，白黑淡黑。
白青浅碧，赤白化红，青黄变绿，
黑赤紫成，黑黄黧立。

[注] 此明五色生克顺逆，相兼合化之变色也。

五色相兼合化，不可胜数，而其大要，则相生之顺色有五，相克之逆色亦有五：青属木化，赤属火化，黄属土化，白属金化，黑属水化，此五行所化之常色也。

木火同化，火土同化，土金同化，金水同化，水木同化，金木兼化，木土兼化，土水兼化，水火兼化，火金兼化，此五行所化之变色也。如青赤合化，红而兼青之色。

如赤黄合化，红而兼黄之色。如黄白合化，黄而兼白，淡黄之色。

如白黑合化，黑而兼白，淡黑之色。如黑青合化，黑而兼青，深碧之色。

皆相生变色，为病之顺也。如白青兼化，青而兼白，浅碧之色。

如赤白兼化，白而兼赤之红色。如青黄兼化，青而兼黄之绿色。

如黑赤兼化，黑而兼赤之紫色。如黄黑兼化，黄而兼黑之黧色。

皆相克变色，为病之逆也。医能识此，则可推五脏主病、兼病，吉凶变化之情矣。

天有五气，食人入鼻，藏于五脏，上华面颐。

肝青心赤，脾脏色黄，肺白肾黑，五脏之常。

[注] 此明色之本原出于天，征乎人，五脏不病常色之诊法也。

天以风、暑、湿、燥、寒之五气食人，从鼻而入。风气入肝，暑气入心，湿气入脾，燥气入肺，寒气入肾，藏于人之五脏，蕴其精气，上华于面。

肝之精华，化为色青；心之精华，化为色赤；脾之精华，化为色黄；肺之精华，化为色白；肾之精华，化为色黑也。

脏色为主，时色为客。
春青夏赤，秋白冬黑，长夏四季，
色黄常则，客胜主善，主胜客恶。

[注] 此明四时不病常色之诊法也。五脏之色，随五形之人而见，百岁不变，故为主色也。

四时之色，随四时加临，推迁不常，故

为客色也。春气通肝，其色当青；夏气通心，其色当赤；秋气通肺，其色当白；冬气通肾，其色当黑；长夏四季之气通脾，其色当黄，此为四时常则之色也。

主色者，人之脏气之所生也。客色者，岁气加临之所化也。

夫岁气胜人气为顺，故曰客胜主为善，人气胜岁气为逆，故曰主胜客为恶。

凡所谓胜者，当青反白，当赤反黑，当白反赤，当黑反黄，当黄反青之谓也。

色脉相合，青弦赤洪，黄缓白浮，黑沉乃平。已见其色，不得其脉，得克则死，得生则生。

[注] 此明色脉相合相反，生死之诊法也。凡病人面青脉弦，面赤脉洪，面黄脉缓，面白脉浮，面黑脉沉，此为色脉相合，不病平人之候也。

假如病人已见青色，不得弦脉，此为色

脉相反，主为病之色脉也。

若得浮脉，是得克色之脉，则主死也；得沉脉，是得生色之脉，则主生也。其余他色皆仿此。

新病脉夺，其色不夺。久病色夺，其脉不夺。新病易已，色脉不夺。久病难治，色脉俱夺。

[注] 此以色脉相合，诊病新久难易之法也。脉夺者，脉微小也。

色夺者，色不泽也。新病正受邪制，故脉夺也。邪受未久，故色不夺也。

久病受邪已久，故色夺也。久病不进，故脉不夺也。若新病而色脉俱不夺，则正不衰而邪不盛也，故曰易已。久病色脉俱夺，则正已衰而邪方盛也。故曰难治。

色见皮外，气含皮中。内光外泽，气色相融。有色无气，不病命倾。有气无色，虽困不凶。

[注] 此以五色合五气之诊法也。青、黄、赤、白、黑，显然彰于皮之外者五色也，隐然含于皮之中者五气也。内光灼灼若动，从纹路中映出，外泽如玉，不浮光油亮者，则为气色并至，相生无病之容状也。若外见五色，内无含映，则为有色无气。经曰：色至气不至者死。凡四时、五脏、五部、五官百病，见之皆死，故虽不病，命必倾也。若外色浅淡不泽，而内含光气映出，则为有气无色。经曰：气至色不至者生。凡四时、五脏、五部、五官百病，见之皆生，故虽病困而不凶也。

缟裹雄黄，脾状并臻，缟裹红肺，缟裹朱心，缟裹黑赤，紫艳肾缘，缟裹蓝赤，石青属肝。

[注] 此明气色并至，容状之诊法也。缟，白罗也。

如白罗裹雄黄，映出黄中透红之色，是脾之气色并至之容状也。

如白罗裹浅红，映出浅红罩白之色，是肺之气色并至之容状也。

如白罗裹朱砂，映出深红正赤之色，是心之气色并至之容状也。

如白罗裹黑赤，映出黑中透赤，紫艳之色，是肾之气色并至之容状也。

如白罗裹蓝赤，映出蓝中扬红，石青之色，是肝之气色并至之容状也。

青如苍璧，不欲如蓝。赤白裹朱，垩赭死原。黑重炱❶漆，白羽枯盐。雄黄罗裹，黄土终难。

[注] 此明四时百病，五脏、五部、五官、五色生死之诊法也。

苍璧，碧玉也。蓝，蓝靛叶也。经曰：青欲如苍璧之色。

即石青色，生青色也。不欲如蓝，即靛

---

❶ 炱（tái）：烟气凝积而成的黑灰。

叶色，死青色也。

血，死血也。赭，代赭石也。经曰：赤欲如白裹朱，即正赤色，生红色也。

不欲如赭，即死血赭石之色，死红色也。重漆，光润紫色也。

炱，地上苍枯黑土也。经曰：黑欲如重漆，即光润紫色，生黑色也。

不欲如负，即枯黑土色，死黑色也。白羽，白鹅羽也。枯，枯骨也。

盐，食盐也。经曰：白欲如鹅羽，即白而光泽如鹅羽之色，生白色也。

不欲如枯盐，即枯骨、食盐之色，死白色也。

经曰：黄欲如罗裹雄黄，即黄中透红之色，生黄色也，不欲如黄土，即枯黄土之色，死黄色也。

舌赤卷短，心官病常。肺鼻白喘，胸满喘张。肝目眦青，脾病唇黄，耳黑肾病，深浅分彰。

[注] 此以五色合五官主病虚实之诊法也。舌者，心之官也，舌赤，心之病也。

色深赤焦卷者，邪实也；色浅红滋短者，正虚也。鼻者，肺之官也，鼻白，肺之病也。

色浅白，喘而不满者，正虚也；色深白，喘而胸满者，邪实也。目者，肝之官也，目青，肝之病也。色深青者，邪实也；色浅青者，正虚也。口唇者，脾之官也，唇黄，脾之病也。色深黄者，邪实也；色浅黄者，正虚也。耳者，肾之官也，耳黑，肾之病也。色深黑者，邪实也；色浅黑者，正虚也。所谓深浅分彰者，即下之所谓浅淡为虚，深浓为实，分明彰显也。

左颊部肝，右颊部肺，额心颏肾，鼻脾部位。部见本色，深浅病累，若见他色，按法推类。

[注] 此以五色合五部，主虚、实、贼、微、正，五邪之诊法也。

左颊，肝之部也。右颊，肺之部也。额上，

心之部也。颏下，肾之部也。鼻者，脾之部也。

本部见本色，浅淡不及，深浓太过者，皆病色也。假如鼻者，脾之部位，见黄本色，则为本经自病，正邪也。若见白色，则为子盗母气，虚邪也。

若见赤色，则为母助子气，实邪也。若见青色，则为彼能克我，贼邪也。

若见黑色，则为我能克彼，微邪也。所谓按法推类者，谓余脏准按此法而推其类也。

天庭面首，阙上喉咽，阙中印堂，候肺之原。
山根候心，年寿候肝，两傍候胆，脾胃鼻端。
颊肾腰脐，颧下大肠，颧内小腑，面王子膀。
当颧候肩，颧外候臂，颧外之下，乃候手位。
根傍乳膺，绳上候背，牙车下股，膝胫足位。

[注] 此以上部候头，下部候足，中部候脏腑，合五色主病之诊法也。

阙中者，两眉之间，谓之印堂，中部之

011

最高者，故应候肺之疾也。

印堂之上，名曰阙上，阙上至发际，名曰天庭。天庭为上部之上，故应候头面之疾也。

阙上为上部之下，故应候咽喉之疾也。山根者，两目之间，即下极也，在肺下之部，故应候心之疾也。年寿者，下极之下，即鼻柱也，在心下之部，故应候肝之疾也。

面傍者，年寿之左右，胆附于肝，故应候胆之疾也，鼻端者，年寿之下，谓之面王，即准头鼻孔也，在肝下之部，故应候脾之疾也。鼻孔者，即方上也，脾胃相连，故应候胃之疾也。耳前之下，谓之两颊，四脏居腹而皆一，惟肾居脊而有两，故两颊应候肾之疾也；与腰脐对，故又应候腰脐之疾也。颊内高骨，谓之两颧之下，在肾下之部，故应候大肠之疾也。颧内者、即两颧之内也，小腑者，谓小肠之腑也，小肠在大肠之上，故应候之也。准头上至于庭，皆谓之明堂，准头下至于额，皆谓之面王。

面王者，即人中承浆之部也，膀胱者、肾之腑也，子处者，即精室血海也，皆居肾之下，故面王应候子处膀胱之疾也。此脏腑上下、内外之部位也。五部以颏候肾者，以水居极下，且子处中通两肾也。以天庭候心者，以火居极上故也。以左颊候肝者，以木位居左故也。

以右颊候肺者，以金位居右故也。以鼻候脾者，以土位居中故也。当颧者，当两颧骨之部也。

颧为骨之本，而居外部之上，故应候肩之疾也。肩接乎臂，故颧骨之外，应候臂之疾也。

臂接乎手，故颧外之下，应候手部之疾也。根傍者，山根两傍，两目内之部也，而居内部之上，故应候膺乳胸前之疾也。两颊候腰肾，颊外从颊骨上引曰绳骨，故应候背之疾也。颊外从颊骨下引曰牙车骨，故应候股下膝胫足部之疾也。

此肢体上下、内外之部位也。

庭阙鼻端，高起直平。颧颊蕃蔽，大广丰隆。
骨胳明显，寿享遐龄❶。骨胳陷弱，易受邪攻。

[注] 此明五官、五部、强弱、寿夭之诊法也。
天庭阙中至鼻之端，皆高起直平，面颧、两颊、
蕃蔽、耳门，皆大广丰隆，去之十步，皆见于外，
则为骨胳明显也。

其人不但不病，且享遐龄之寿也。若天庭、
颧、颊、耳门诸处，骨卑肉薄，则为骨胳陷弱也。

其人不但不免于病，且不寿也。

黄赤风热，青白主寒，青黑为痛，甚则痹挛。
皖白脱血，微黑水寒，痿黄诸虚，颧赤劳缠。

[注] 此以五色随其所在五官、五部、内部、
外部、上部、下部主病之诊法也。

黄赤为阳色，故为病亦阳，所以主风也、

❶ 遐龄：老人高寿的敬语。

014

热也。青白黑为阴色，故为病亦阴，所以主寒也、痛也。若黑甚，在脉则麻痹，在筋则拘挛。

皖白者，浅淡白色也，主大吐衄、下血、脱血也；若无衄吐下血，则为心不生血，不荣于色也。微黑者，浅淡黑色也，主肾病水寒也。痿黄者，浅淡黄色也，主诸虚病也。

两颧深红赤色者，主阴火上乘，虚损劳疾也。

视色之锐，所向部官。内走外易，外走内难。
官部色脉，五病交参，上逆下顺，左右反贴。

[注] 此以五色传乘官部之诊法也。色之尖处为锐。凡病相传相乘，当视其色之锐处所向何官、何部，则知起自何官、何部，传乘何部、何官，生克顺逆，自然明矣。锐处向外，是内部走外部，则为脏传腑，腑传表，易治之病也。锐处向内，是外部走内部，则为表传腑，腑传脏，难治之病也。内走外走，

固有难易，然更当以五部、五官、五色、五脉、五病交相推参，则又有微甚生死之别焉。凡病色从下冲明堂而上额，则为水克火之贼邪，故逆也。从上压明堂而下颏，则为火侮水之微邪，故顺也。

反，相反也。陁，危也。男子以左为主，女子以右为主。男子之色，自左冲右为从，自右冲左为逆。女子之色，自右冲左为从，自左冲右为逆。

逆者相反也，相反故危也。前以内外部位分顺逆，后以上下、左右分顺逆，不可不知。

沉浊晦暗，内久而重。浮泽明显，外新而轻。其病不甚，半泽半明。云散易治，抟聚难攻。

[注] 此以五色晦明聚散，别久、重、新、轻之病，易治、难治之诊法也。

色深为沉，主病在内，若更浊滞晦暗，主久病与重病也。色浅为浮，主病在外，若得光泽明显，主新病与轻病也。若其色虽不枯晦，亦不明泽，主不甚之病也。

凡诸病之色，如云撤散，主病将愈，易治也；抟聚凝滞，主病渐进，难治也。

上以内外、上下、左右分顺逆，此以浅深、晦明、聚散分顺逆也。

黑庭赤颧，出如拇指，病虽小愈，亦必卒死。唇面黑青，五官黑起，擦残汗粉，白色皆死。

[注]此明非常之色，诊人暴死之法也。出如拇指，谓成块成条，抟聚不散也。

黑色出如拇指于天庭，赤色出如拇指于两颧，此皆水火相射之候，故病者虽或小愈，亦必卒然而死也。病者唇面青黑，及五官忽起黑色白色，如擦残汗粉之状，虽不病，亦皆主卒死也。

善色不病，于义诚当，恶色不病，必主凶殃。

五官陷弱，庭阙不张，蕃蔽卑小，不病神强。

[注] 此明见其色不见其病之诊法也。善色者，气色并至之好色也，其人于理当不病也。恶色者，沉深滞晦之色也，其人即不病，亦必主凶殃也。

凶殃者，即相家所谓红主焦劳口舌，白主刑罚孝服，黑主非灾凶死，青主忧讼暴亡之类也。五官陷弱者，谓五官骨陷肉薄也。庭阙不张者，谓天庭、阙中不丰隆张显也。蕃蔽卑小者，谓颊侧耳门卑低不广也。

此皆无病而有不寿之形，若加恶色，岂能堪哉！其有不病者，必其人神气强旺，素称其形也。

肝病善怒，面色当青，左有动气，转筋胁疼。诸风掉眩，疝病耳聋，目视䀮䀮，如将捕惊。

[注] 此下五条，皆明色病相合，本脏自病，

虚实之诊法也。怒者，肝之志，故病则好怒也。青者，肝之色，故病则面色当青也。

肝之部位在左，故病则左胁有动气而胁疼也。肝主筋，故病则转筋也。

掉者，动摇抽搐也。眩者，昏黑不明也。肝主风。故病则掉眩也。

疝主肝，故病疝也。肝与胆为表里，故病耳聋也。此皆肝实之病。

若肝虚，则目视恍恍无所见，以肝开窍于目也。肝虚则胆薄，故不时而有如人将捕之惊也。

心赤善喜，舌红口干，脐上动气，心胸痛烦。健忘惊悸，怔忡不安，实狂昏冒，虚悲凄然。

　　［注］喜者心之志，故病则好喜也。赤者心之色，故病则面色赤也。

心开窍于舌，故病则舌赤红也。心主热，故病则口干心烦也。

心之部位在上，故病则脐上有动气也。胸者心肺之宫城也，故病则心胸痛也。健忘、惊悸、怔忡，皆心神不安之病也。

热乘心实，则发狂昏冒也。神怯心虚，则凄然好悲也。

脾黄善忧，当脐动气，善思食少，倦怠乏力。腹满肠鸣，痛而下利，实则身重，胀满便闭。

[注] 黄者脾之色，故病则面色黄也。忧思者，脾之志，故病则好忧思也。

脾之部位在中，故病则当脐有动气也。脾主味，故病则食少也。脾主四肢，故病则倦怠乏力也。脾主腹，故病则腹满肠鸣痛而下利也。

此皆脾虚之病也。脾主肉，故实则病身重、腹胀满、便闭也。

肺白善悲，脐右动气，洒淅寒热，咳唾喷嚏。

喘呼气促，肤痛胸痹，虚则气短，不能续息。

[注]白者肺之色，故病则面色白也。悲者肺之志，故病则好悲也。

肺之部位在右，故病则右胁有动气也。肺主皮毛，故病则洒淅寒热肤痛也。

咳嗽唾痰，喷嚏流涕，喘呼气促，皆肺本病也。胸者肺之府也，故病则胸痹而痛也。肺虚则胸中气少，故喘咳皆气短不能续息也。

肾黑善恐，脐下动气，腹胀肿喘，溲便不利。腰背少腹，骨痛欠气，心悬如饥，足寒厥逆。

[注]黑者肾之色，故病则面色黑也。恐者肾之志，故病则好恐也。

肾之部位在下，故病则脐下有动气也。肾主水，故病则水蓄腹胀、肿满、喘不得卧也，肾开窍于二阴，故病则溲便不利也。肾主骨，

021

肾与膀胱为表里，故病则少腹满，背与骨俱痛也。肾主欠，故病则呵欠也。肾邪上乘于心，故病则心空如饥也。诸厥属下，故病则足寒厥逆也。

正病正色，为病多顺，病色交错，为病多逆。母乘子顺，子乘母逆。相克逆凶，相生顺吉。

[注] 此以五色合五病顺逆生死之诊法也。假如肝病色青，是正病正色。

若反见他色，是病色交错也。若见黑色，为母乘子，相生之顺也。

若见赤色，为子乘母，相生之逆也。若见黄色，为病克色，其病不加，凶中顺也。若见白色，为色克病，其病则甚，凶中逆也。曰相克逆凶者，谓相克为凶，凶中顺尚可也。凶中逆必凶也。曰相生顺吉者，谓相生为吉，如子乘母，为吉中小逆也，如母乘子，为吉中大顺也。其余四脏皆仿也。

色生于脏，各命其部。神藏于心，外候在目。
光晦神短，了了神足。单失久病，双失即故。

[注] 此以色合二目之神，诊病生死之法
也。五色生于五脏，各命其部而见于面。神
藏于心，虽不可得而识，然外候在目，视其
目光晦暗，此为神短病死之候也。若目睛清
莹，了了分明，此为神足不病之候也。单失者，
谓或色或神，主久病也。双失者，神色俱失，
故主即死也。

面目之色，各有相当，交互错见，皆主身亡。
面黄有救，眦❶红疹病，眦黄病愈，睛黄发黄。

[注] 此以色合二目之色，诊病之法也。
面目之色，各有相当之色，如面之色，肝青、
心赤、脾黄、肺白、肾黑；目之色，如睛瞳黑、

---

❶ 眦（zì）：上下眼睑接合处。

乌珠青、白珠白、两红也。若目青、目赤、目白、目黑，与面色但有不同，皆为交互错见，病者皆主身亡也。惟面色黄者，为土未败，五行有救，皆不死也。若伤寒两目红，则为发疹疡之兆。两目皆黄，则为病将愈之征。若两睛通黄，则为主发黄疸之候也。

闭目阴病，开目病阳，朦胧热盛，时瞑衄常。阳绝戴眼，阴脱目盲，气脱眶陷，睛定神亡。

[注]此诊目阴阳生死之法也。凡病者闭目，则为病在阴也；开目，则为病在阳也。朦胧昏不了了，非开目也，则为热盛伤神也。视而时瞑，非开目也，则为衄血之常候也。目上直视，谓之戴眼，则为阳绝之候也。

视不见物，谓之目盲，则为阴脱之候也。目眶忽陷，则为气脱之候也。

睛定不转，则为神亡之候也。

024

察舌辨证歌

清·吴坤安　著

六淫感症有真传，临证先将舌法看，
察色分经兼手足，营卫表里辨何难。

邵评：白苔主表，黄苔主里，足经之邪，分表里治之，白苔主卫，绛苔主营，手经之邪，分心营肺卫治之。

凡诊伤寒，当先察舌之形色，分别足经手经，卫分营分，在表在里，再参脉症施治，无不获效，若拘定足六经治病，非但无效，且病亦鲜有合六经者，伤寒兼六气言，故曰六淫感症。

邵评：伤寒邪在足经，故从足六经分表里而施治，温热暑疫，邪入手经，当辨明心营肺卫，从上中下三焦施治，不可拘定足六经认症也。

白肺绛心黄属胃，红为胆火黑脾经，
少阴紫色兼圆浓，焦紫肝阳阴又青。

邵评：此条统论手经足经，以舌之形色
辨之。

此以形色分六经，兼心肺两手经，足六
经不言太阳者，以太阳初感，舌未生苔也，
故凡临证，见舌无苔而润。

或微白而薄，即是太阳，黄苔阳明，红
色少阳，黑苔太阴，紫色少阴，焦紫厥阴阳邪，
青滑厥阴阴邪，俱见前。

邵评：上二条总论舌苔，太阳与肺，同
主表，邪尚在表，故舌无苔而或薄白。

表白里黄分汗下，绛营白卫治天渊，
次将津液探消息，泽润无伤涩已亏。

此以下辨营卫表里治法，白苔属表，当
汗，黄苔属里当下，绛苔营分之热，宜清忌表，

白苔卫分之邪。

宜汗忌清，治法天渊，再以舌之燥润，验其津液存亡，不拘何色，但以润泽为津液未伤，燥涩为津液已耗。

热病以存津液为主，故宜深察。

邵评：伤寒邪从肌表而入，以舌之黄白，分表里而汗下，温暑从口鼻吸入，以舌之绛白，分营卫而用清解，以舌之润燥，辨其津液之存亡，分际极清。

白为肺卫仍兼气，绛主心营血后看，
白内兼黄仍气热，边红中白肺津干。

邵评：卫之后方言气，营之后方言血，卫气营血，逐层递进，须认明此四层施治，邪之入先到卫分。

不解，然后入气分，营分不解，然后入血分，白内兼黄，仍属气分之热不可用营分药，白苔边红，此温邪入肺，灼干肺津，不可辛温过表，清轻凉散为当。

邵评：此经辨邪入之路，有卫分气分营分血分之不同，临证时最宜细审。

卫邪可汗宜开肺，气分宜清猛汗难，
入营透热羚犀妙，到血惟清地与丹。

邵评：此条辨邪之在卫，在气，在营，在血，分层治法。

凡舌苔白润而薄，邪在卫分，可汗，开肺即是开太阳，如麻黄、羌活之类，如舌苔白而浓，或兼干。是邪已到气分，只宜解肌清热，如葛根、防风、连翘、薄荷之类，不可用辛温猛汗也。若寒邪化热，过卫入营，或温邪侵入，竟入营分，则舌苔红绛而燥，惟羚、犀为妙品，以能透热于营中也，邪在营分不解，渐入血分，则发热不已，宜清血分之热。鲜生地、牡丹皮之类。

邵评：此条以舌苔之黄白红绛，辨卫分

营分之表里，界限极清。

> 白黄气分流连久，尚冀战汗透重关，
> 舌绛仍兼黄白色，透营泄卫两和间。

邵评：邪在气分，日数虽多，可从战汗而解，若邪入营，则不作战，如初入于营，尚在营卫之间。犹可透营以达至卫耳。

凡舌苔白中带黄，日数虽多，其邪尚在气分流连，可冀战汗而解，若舌红绛中仍带黄白等色，是邪在营卫之间，当用犀、羚以透营分之热，荆、防以散卫分之邪，两解以和之可也。

邵评：此条是透营泄卫之要法，惟荆、防不如薄荷、连翘为稳。

> 白而薄润风寒重，温散何妨液不干，
> 燥薄白苔津已少，只宜凉解肺家安。

邵评：风寒在表，舌薄白而润，可从足经用温散药，如燥白尖红，此风热入肺而津亏，当从手经用轻清凉解。

此辨风寒与风热治法不同，凡风寒初入太阳，则舌无苔，或生苔白润而薄，此寒邪重，津液不亏，辛温汗之可也，如白苔虽薄而燥，或舌边舌尖带红，此风热之邪，伤于气分，病在太阴手经，津液已少，不可过汗，只宜清轻凉解肺分，如前胡、苏子、杏仁、连翘、黄芩、薄荷、桔梗、淡竹叶之类。

苔若纯黄无白色，表邪入里胃家干，

更验老黄中断裂，腹中满痛下之安。

邵评：舌苔纯黄无白，邪入胃经，热而未实，宜白虎等汤，清热凉润，若焦黄断裂，热入胃腑而燥实，症必腹满坚痛，故可下之。

凡治病，先要辨清营卫表里，上文辨营卫，

此论表里，然表证即属卫分，故此专论里证，伤寒由表达里，故舌苔先白后黄，至纯黄无白，邪已离表入里，即仲景所云胃家实也，然舌苔虽黄，而未至焦老裂纹起刺，大便虽秘，而未至痞满硬痛，尚属胃家热而未实，宜清不宜攻，必再验其舌形黄浓焦老。

中心裂纹，或起刺，腹中硬满胀痛，方用承气，下之则安。

邵评：邪入阳明，有在经在腑之分，有已实未实之别，治法有宜清宜下之异，临证切宜详察。

舌中心属胃，凡肠中有燥矢，舌心必有黄燥黑燥等苔，然腹无硬满攻痛之状。

亦只须养阴润燥，不可妄用承气攻之。

邵评：二条论外邪，以舌之黄白分表里，惟舌燥有津亏邪实之不同，须分别施治。

太阴腹满苔黏腻，苍朴陈苓湿结开，
黄燥若还胸痞闷，泻心小陷二方裁。

031

邵评：湿邪结于太阴，症必胸腹满闷，湿阻气机，宜以苦温开之，若痰热湿邪结于心下而痞痛者。

邪滞中宫，宜泻心陷胸，以开痞涤痰，阳明实满，舌苔老黄燥裂，太阴湿满，舌苔白而黏腻，阳明实满。

满及脐下少腹，太阴湿满，满在心下胃口。

邵评：此数句辨证确切，当熟记之。

湿邪结于太阴，则胸腹满闷，宜苦温以开之，苍朴、二陈、二苓之类，若黄苔而燥。

胸中痞满，此阳邪结于心下，按之痛者，热痰固结也（小结胸证），小陷胸法；呕恶溺涩者，湿热内结也，泻心法。

微黄黏腻兼无渴，苦泄休投开泄安，
热未伤津黄薄滑，犹堪清热透肌端。

邵评：舌微黄薄滑，邪在肺卫，结于上焦气分，宜杏、蔻、桔、橘，轻苦微辛，开泄上焦气分以达邪，不可用陷胸、泻心苦泄之法。

病有外邪未解，而里先结者，如舌苔黏腻微黄，口不渴饮，而胸中满闷是也，此湿邪结于气分。宜白蔻、橘红、杏仁、郁金、枳壳、桔梗之类，开泄气分，使邪仍从肺分而出，则解矣，不可用泻心苦泄之法，黄苔虽主里，如苔薄而滑者，是热邪尚在气分，津液未亡，不妨用柴、葛、苓、翘，或栀、豉、翘、薄之类，轻清泄热透表，邪亦可外达肌分而解也，此两条，舌色似里而实表，不可作里证治。

湿留气分苔黏腻，小溺如淋便快联，
湿结中焦因痞满，朴陈温苦泄之痊。

邵评：舌苔黏腻，湿之证据，当以苔之黄白分寒湿湿热，寒湿用苦温以开泄之，湿热用苦寒以开泄之。

此以黏腻舌苔，为湿邪之验，白而黏腻者寒湿，黄而黏腻者湿热，更验其小便不利，大便反快，为湿邪痞满，乃湿邪结于中焦，宜浓朴、苍术、二苓、二陈之类，苦温以开泄之，若舌黄黏腻，痞闷呕恶。

大小便俱不利，此湿热结于中焦，宜泻心之类，苦寒以开泄之。

上焦湿滞身潮热，气分宣通病自瘥，

湿自外来肌表者，秦艽苏桂解肌先。

邵评：湿滞上焦，宣通气分则愈，以湿邪从外来，上焦气分先受也，非若内生之湿，恒结中焦而痞满也。

凡看舌苔，或白或微黄而黏腻不渴者，总属湿邪，但湿自内出，恒结于中焦，而成痞满，若湿自外来。

上焦气分受之，每见潮热自汗，医者表之不解，清之不应，不知热自湿中来，只要宣通气分，如淡豆豉、茯苓皮、滑石粉、半夏、猪苓、米仁、广皮、白蔻、黄芩之类，气分湿走，热自止矣，若冒雨雾湿邪，留于太阴肌分之表，发热自汗不解，口不渴饮，身虽热，不欲去衣被，舌苔灰白黏腻，宜桂枝、秦艽、紫苏、茯苓皮、二陈、姜皮之类，解肌和表，湿邪自去。

湿热久蒸成内着，浓黄呕吐泻心权，
若兼身目金黄色，五苓栀柏共茵煎。

邵评：湿热结于中焦，呕吐痞满，舌苔黄浓，宜泻心开泄中焦，若误治迁延而成黄疸，宜茵陈、五苓、栀子、柏皮等方。

湿热内着，从饮食中得之，嗜酒人多此，苔必浓黄黏腻，痞满不饥，呕吐不纳，惟泻心最效，川连、干姜、赤苓、半夏、枳实、茵陈、通草之类，湿热内结，若错治必致成疸，宜五苓，加茵陈、栀、柏之类。

邵评：以上论黄白舌苔，前二条论风寒，后四条论湿证。

舌绛须知营分热，犀翘丹地解之安，
若兼鲜泽纯红色，胞络邪干菖郁攒，
素有火痰成内闭，西黄竺贝可加餐。

邵评：舌红绛，邪入营分也，宜犀、翘等清透之，舌纯红鲜泽，邪入胞络也，轻用菖蒲、郁金开之。

重用牛黄丸、至宝丹、紫雪丹，芳香开秘，若痰热结秘，加西黄、川贝、天竺黄，清火化痰。

邪入营中，宜泄营透热，故用犀角，以透营分之热邪，翘、丹、鲜地，以清营分之热邪，邪入心包络，则神昏内闭，须加川郁金、石菖蒲以开之，若兼有火痰，必致痰涎内闭，更当加西黄、川贝、天竺黄之类，清火豁痰。

心承胃灼中心绛，清胃清心势必残，

君火上炎尖独赤，犀兼导赤泻之安。

邵评：黄苔而中心绛者，胃火灼心也，宜川连、石膏、以清心胃，舌尖赤而有刺，心火上炎也，宜犀角、川连、合导赤散，泻小肠火府。

如黄苔而中心绛者，心受胃火蒸灼也，于清胃药中，加清心药，其势必孤矣，如舌尖独赤起刺，心火上炎之故，犀角合导赤散以泻之，若见边红中燥白，上焦气热血无干，但清膈上无形热，滋腻如投却病难。

邵评：舌苔边红，中心燥白，乃上焦气分无形之热，其邪不在血分，切勿妄投滋腻血分之药，宜轻清凉解为治。

凉膈散去芒硝、大黄、加石膏，能清膈上无形客热，其邪不在血分，妄投滋腻，必增病矣。

绛舌上浮黏腻质，暑兼湿浊欲蒸痰，

恐防内闭芳香逐，犀珀菖蒲滑郁含。

邵评：舌绛黏腻上浮，暑湿酿蒸，痰浊蒙闭心包也，急用芳香逐秽，宣窍涤痰之法，痰多，可用西黄、天竺黄之属。

暑蒸湿浊则成痰，暑湿兼秽，恐蒙闭心包，故用菖蒲、郁金，藉其芳香逐秽，犀角以透营分暑邪，琥珀、滑石清暑利湿。

白苔绛底因何事，热因湿伏透之难，
热毒乘心红点重，黄连金汁乱狂安。

邵评：舌苔白底绛者，热被湿遏，不得外透也，用犀角、滑石等药，泄湿透热，湿去则热自解矣。

热因湿邪遏伏，宜泄湿以透热，如犀角、滑石、茯苓皮、猪苓、米仁、茵陈、黄柏之类。

若湿温证，舌现红星点点，此热毒乘心，必神昏谵语，宜苦寒之品治之，狂乱者，非黄连、金汁不解，如无金汁，以人中黄代之。

邵评：舌苔有大红点子者，此湿温证热毒乘心也，症必昏谵狂乱，故用黄连清心火，金汁解热毒。

舌绛碎生黄白点，热淫湿䘌❶欲生疳，
古名狐惑皆同此，杂症伤寒仔细探。

邵评：舌绛碎而有黄白腐点者，此湿热邪毒，蕴久不宣，蒸腐气血，化为瘀浊，得风木之气，化而成虫也。

狐惑，即牙疳、下疳之古名也，近时惟以疳名之，牙疳，即惑也，蚀咽腐龈，脱牙，穿腮，破唇。

下疳即狐也，蚀烂肛阴，由伤寒余毒，与湿为害，若胃强能食，可任苦寒重药者，可治。（参金鉴）

---

❶ 䘌（NÌ）：狐惑病。

邵评：金鉴以牙疳、下疳分狐惑，与金匮所言似异。

按狐惑，虫症也，上唇有疮，虫食其脏，兼咽烂，名惑，下唇有疮，虫食其肛，兼声哑，名狐，面色乍白，乍黑，乍赤，恶闻食气，情志嘿嘿，此其候也。（参准绳）

邵评：此参准绳与金匮之言相同，又云狐惑，虫病也，惑当作蜮，看其上唇内生疮如粟，唾血，心内懊侬而痛，此虫在上，食其五脏，下唇内生疮者，其人不寐，此虫食下部是也。

金匮蚀于上部则声嘎，甘草泻心汤，蚀于下部则咽干，苦参汤洗之，蚀于肛者，雄黄熏之。

舌绛不鲜枯更萎，肾阴已涸救之难，
紫而枯晦凋肝肾，红泽而光胃液干。

邵评：紫绛不鲜，枯晦且痿，为肝肾阴

涸而败，药难救治，若淡红光润鲜明者，乃胃津干也，急用甘凉濡润之药，以救胃阴，舌形紫晦如猪肝色，绝无津液者为枯，舌形敛缩，伸不过齿为痿，此肝肾已败。

不治，若舌色红泽而光，其色鲜明者，属胃阴干涸，犹可滋养胃阴，甘凉纯静之品主之，如鲜生地、鲜石斛、蔗浆、梨汁之类。

邵评：以上论红绛舌苔。

黄浓方知邪入里，黑兼燥刺热弥深，
屡清不解知何故，火燥津亡急救阴。

邵评：舌苔黑燥，阳明热极，然无痞满之症，不宜下而宜清，清之不应，肠中燥屎与热邪固结，土燥水亏，胃液已干，急宜甘寒凉润，以救胃阴，阴回，二便自通不可妄下。

黑燥为阳明之热，腹无痞满硬痛，非承气证，只宜清解，若清之不应，是肠中燥矢与热邪固结，胃土过燥，肾水不支，胃中阴液已干，宜大小甘露饮，以救胃汁，阴液充溢，阳邪自解，二便自通。

黑滑太阴寒水侮，腹痛吐利理中寻，
更兼黏腻形浮胖，伏饮凝痰开逐斟。

邵评：舌苔黑滑，寒水侵侮脾土，宜理中汤温之，若兼黏腻浮胖，是湿痰寒饮，伏于脾中，宜温运药以开逐痰湿。

舌苔黑滑，为太阴之寒，所谓寒水侮土，理中症也，若更兼黏腻浮胖，是湿痰寒饮伏于太阴，当用温药和脾，如二陈、浓朴、姜汁、合五苓之类，开之逐之，痰饮自去。

舌见边黄中黑腻，热蒸脾湿痞难禁，
吐呕便秘因伤酒，开泄中焦有泻心。

邵评：舌苔边黄，中心腻黑，是胃热蒸动脾湿，蕴结中宫，以致痞闷，呕吐，便闭，用泻心汤开泄中焦。

胃热蒸脾湿，则舌黄中带黑腻，中焦痞满，呕吐，小便不利，嗜酒人多此症。

邵评：此三条论黑苔。

寒湿常乘气分中，风兼二气自从同，
舌将黄白形中取，得诀才将脉症通。

邵评：寒湿风湿二气，只入气分，不入营分，风温之邪，则由气入营，辨其舌苔，黄白者，邪在气分。

红绛者，邪入营分，再以脉症参之。

寒湿二气，都入气分，风兼寒湿，亦入气分，风兼温热，或入气分，或入营分矣，气分之邪，于舌之黄白取之，营分之邪，于舌之红绛取之，得此要诀，再将脉症兼参，病无遁形。

温邪暑热走营中，兼入太阴气分同，

吸受心营并肺卫，暑温挟湿卫营通。

邵评：温暑二邪，从口鼻吸入，或入心营，或入肺卫，湿邪由肌表而入，常走气分，若湿兼暑邪。则营卫俱入矣。

温暑二气，常入营分，兼入气分，盖温暑都从口鼻吸入，则上焦先受，故或入心营，或入肺卫，或先卫后营，惟湿邪常走气分，必暑挟湿，湿挟暑，则三焦营卫通入矣。

邵评：二条论寒湿温暑之入气入营。

伤寒入里阳明主，热病阳明初便缠，
先白后黄寒化热，纯黄少白热蒸然。

邵评：此热病是伏气所发，初起即从阳明而达于外，与感而即发之温病，自外入内者，自是两种，不可混治。

太阳主表，阳明主里，伤寒由表达里，故在表属太阳，入里即属阳明腑病，热病自

044

内发外，借阳明为出路。

故初起即在阳明，但看舌苔先白后黄者，伤寒由表达里，寒化为热也，若初起纯黄少白，或黄色燥刺。

是热病发于阳明，由里出表，热势蒸然，内盛也，更参外证，初起恶寒发热为伤寒，壮热无寒为热病。

邵评：伤寒由表入里，先太阳，后阳明，故舌苔先白后黄，见症初起恶寒，热病自里出外，初起即从阳明为出路。

故舌苔纯黄少白，见症壮热不寒，胸腹灼手，以此为辨，最为粗确。

热病无寒惟壮热，黄芩栀豉古今传，
恶寒发热伤寒证，发汗散寒表剂先。

邵评：此条亦伏气所发之热病，切不可辛温发汗，宜用栀、豉、黄芩等方，清解少阳阳明，若是伤寒，可用表剂发汗矣。

凡温热之证，不可发汗，如仲景阳明病之栀豉汤，少阳病之黄芩汤，皆可通治。

少阳温病从何断，舌绛须知木火燃，
目赤耳聋身热甚，栀翘犀角牡丹鲜。

邵评：舌绛赤，外证耳聋目赤者，是温病从少阳而发出也，当清解木火之郁，与伤寒少阳证之可用表散不同，故忌汗散。

凡温病热病，初起皆纯热无寒，热病发于阳明，温病发于少阳，当从何法断之，但看舌苔黄燥为阳明热病，绛赤为少阳温病，温病宜用犀角、栀、翘、鲜地、丹皮、之类，以解木火之郁，大忌汗散。

邵评：此三条，论温热病由于伏气所发，以舌苔辨之，最精。

若是温邪从上受，窍中吸入肺先传，
芩翘栀豉桑蒌杏，气燥加膏肺分宣，

邪入心营同胆治，再加元麦郁菖鲜。

邵评：春时温邪从口鼻吸入，受而即发，舌苔白燥者，邪先入肺也，从肺卫气分治之，若舌鲜红而绛。

邪入心营也，治与少阳胆经同法，加入清心开窍之品。

温邪从内发者，以少阳胆经治之，若因天时晴燥太过，其气从口鼻吸入，则上焦心肺受邪，舌苔白燥边红，治在气分，舌色鲜红，治在营分，营分与少阳胆经同法，亦用犀角、丹皮、鲜生地之类，再加玄参、麦冬、川郁金、鲜菖蒲，以清心开窍也。

邵评：此即发之温病，分营卫治，与伏气内发不同，临证时最宜细辨。

寒温二气前粗辨，暑湿相循病必缠，
湿病已陈黏腻舌，只将暑症再提传。

邵评：上文论伤寒温病，以下言暑邪湿温。

暑伤气分苔因白，渴饮烦呕咳喘连，
身热脉虚胸又满，无形气分热宜宣，
蒌皮贝杏通❶芩滑❷。栀豉翘心竹叶煎，
或见咳红荷叶汁，痞加朴蔻郁金川。

邵评：此条暑伤气分，治从肺卫。

肺气郁，则暑邪逆入营中，故咳红。
暑入心营舌绛红，神呆似寐耳如聋，
溺淋汗出原非解，失治邪干心主宫，
犀滑翘丹元地觅，银花竹叶石菖同，
欲成内闭多昏昧，再入牛黄即奏功。

邵评：此条暑入营中，治以清营开泄。
暑热之邪，上蒙清窍，则耳聋，不与少

---

❶ 通：通草。
❷ 滑：滑石。

阳同例，忌用柴胡，乘于胞络，则神昏，宜清心开闭，凡邪在手经，忌足经药。

邵评：凡温热暑邪，由口鼻吸受，邪在手经，从三焦立法，忌用足经药，此与治伤寒分别处也。

暑湿合邪空窍触，三焦受病势弥漫，
脘闷头胀多呕恶，腹痛还防疟痢干，
栀豉杏仁苓半朴，银花滑石郁❶红❷安。

邵评：暑湿合邪，由口鼻吸受，三焦俱病，邪初入气分，其势尚轻，故用栀豉轻剂，若传变疟痢等症，宜随症用药治之。

暑邪挟湿，从口鼻空窍触入，则三焦气分受病，头胀脘闷呕恶，此邪初入见症。

其势尚轻，故只用栀豉等，以清气分，暑热之邪，留于募原则变疟，入于肠胃则成痢，

---

❶ 郁：郁金。
❷ 红：橘红。

治宜随症加减。

邵评：此条暑湿合邪，其症尚轻，若邪留膜原为疟邪，入肠腑成痢，脾与胃以膜相连，故曰膜原，脾胃之交，半表半里也，犹足少阳之半表半里耳。

湿温气分流连久，舌赤中黄燥刺干，
咯血毋庸滋腻入，耳聋莫作少阳看，
三焦并治通[1]茹[2]杏，金汁银花膏[3]滑[4]寒[5]，
若得疹痧肌内透，再清痰火养阴安。

邵评：湿温重证，三焦俱病，故舌赤中黄燥刺，耳聋是湿热上蒙清窍，不可作少阳治，咯血是热伤肺络，不可用滋腻药，宜清三焦气分之邪，若邪从外达，而发疹痧，再清痰火，

---

[1] 通：通草。
[2] 茹：竹茹。
[3] 膏：石膏。
[4] 滑：滑石。
[5] 寒：寒水石。

渐入养阴治之。

凡暑湿合邪，轻则气分微结，重则三焦俱病，清解不应，即属湿温重症，肺气不得宣畅，则酿成脓血。

湿热上蒙清窍，则耳聋无闻，治当急清三焦，气分一松，则疹瘪得以外达，再议清火清痰，渐入养阴之品。

邵评：此条湿温重证，惟恐人见咯血而认阴虚，见耳聋误作少阳施治，故特揭之。

苔形粉白四边红，疫入募原势最雄，
急用达原加引药，一兼黄黑下匆匆。

邵评：舌苔粉白边红，疫邪入于膜原也，用吴又可达原饮治法，若舌变黄燥黑苔，邪入胃腑，用承气下之，惟达原饮中分三阳加引经药。

凡伤寒初起，苔形粉白而浓，四边红绛者，此瘟疫证也，邪在募原，其势最雄，顷刻传变，诊家不可轻视，吴又可用达原饮，加引经表药，透之达之，如兼太阳，加羌活，阳明加葛根，少阳加柴胡，如舌变黄燥色，乃疫邪入胃，加大黄下之，如变黑色，入里尤深，用承气下之，疫势甚者，其舌一日三变，由白变黄，由黄变黑，当数下之。

邵评：此条邪由膜原传胃，自表入里，故可用足经药，从吴又可达原饮，与下条邪在手经大异。

又云：此条由膜原入胃，自表传里，故可从足经用药，下条疫邪由卫入营，逆传心包，当从三焦立法。

用手经药，与温暑治法相通，二条邪传经络不同，舌苔各别，治法用药大异，读者大宜着眼。

若见鲜红纯绛色，疫传胞络及营中，
清邪解毒银犀妙，菖郁金黄温暑通。

邵评：舌绛鲜红，疫邪自卫入营，逆传

胞络，当从三焦立法，用手经药清营开闭，与温暑治法相通。

较上条自表入里，大不同也。

瘟疫一证，治分两途，但看舌苔白而黄，黄而黑者，疫邪由表达里，汗之下之可也，如见舌苔鲜红绛色。

此疫邪入于营分及胞络之间，汗下两禁，惟宜清营解毒，逐秽开闭，如犀角、银花、菖蒲、郁金、西黄、金汁、人中黄之类，与温热暑证治法相通。

邵评：此条疫邪由卫入营，从手经用药，与温暑大致相同。

温邪时疫多斑疹，临证须知提透宜，

疹属肺家风与热，斑因胃热发如兹。

邵评：此条温暑斑疹，与伤寒发斑不同，疹属肺经风热，斑是胃家伏热，时疫疹，兼有毒气，均宜提透清解热毒。

疹斑色白松肌表，血热如丹犀莫迟，

舌白荆防翘薄力，舌红切忌葛升医。

邵评：白疹邪在气分，舌白淡红，宜松肌达表，从肺清透，红疹邪在营分，舌苔绛赤，宜清营宣透，断不可用柴、葛足经药。

疹发于气分，其色淡红而白者，舌苔亦白，宜葛根、防风、蝉蜕、荆芥、连翘、薄荷、牛蒡之类，松肌达表，若见赤丹疹，邪在营分血分，舌必绛赤，宜犀角、连翘、鲜生地、人中黄、净银花之类，透营解毒，大忌升、葛足经之药。

邵评：此二条，疹在气在营，不可用伤寒法施治也。

凡属正虚苔嫩薄，淡红微白补休迟，

浓黄腻白邪中蕴，诊者须知清解宜。

不拘伤寒杂症，正气虚者，其舌苔必娇

嫩而薄，或淡红，或微白，皆可投补，若见黄而浓，白而腻，总属内邪未清。

不可遽进补药。

邵评：此条凭舌苔以验其虚实，分别宜补宜清之总诀。

幼科望诊歌诀

察色歌

清·吴谦　著

欲识小儿百病原，先从面部色详观，
五部五色应五脏，诚中形外理昭然。
额心颏肾鼻脾位，右腮属肺左属肝，
青肝赤心黄脾色，白为肺色黑肾颜。
青主惊风赤火热，黄伤脾食白虚寒，
黑色主痛多恶候，明显浊晦轻重参。
部色相生为病顺，部色相克病多难，
相生实者邪助病，相克虚者正难堪。

天庭青暗惊风至，红主内热黑难瘥，

太阳青惊入耳恶，印堂青色惊泻缠。

风气青惊紫吐逆，两眉青吉红热烦，

鼻赤脾热黑则死，唇赤脾热白脾寒。

左腮赤色肝经热，右腮发赤肺热痰，

承浆青惊黄呕吐，黑主抽搐病缠绵。

此是察色之大要，还将脉证一同参。

[注] 小儿之病，先从面部气色观之。详察五部之色，则五脏之病，自昭然可见矣。五部者：额属心，颏属肾，鼻属脾，左腮属肝，右腮属肺也。五色者青为肝色，赤为心色，黄为脾色，白为肺色，黑为肾色也。如面青主是惊风之证，面赤主火热，面黄主伤脾伤食，面白主虚寒，面黑主痛，多是恶候。总之，五色明显为新病，其证轻；浊晦为久病，其证重。部色相生为顺者，如脾病色黄，此正色也。若见红色，乃火能生土，故为顺也。

若见青色，乃木来克土，故为逆也。余病

仿此。若气血充实，又遇部色相生，纵有外邪助病，亦易为治疗。若久病气血虚弱，又遇部色相克，则正气不支，每难治疗。如天庭青暗主惊风，红主内热，黑则不治。太阳青，主惊风，青色入耳者死。印堂青，主惊泻。风池在眉下，气池在眼下，二处青主惊风，紫多吐逆。两眉青主吉，红色主多烦热。鼻赤主脾热，鼻黑则死。唇赤主脾热，白主脾寒。左腮发赤主肝经有热，右腮发赤主肺热痰盛。

承浆青主惊，黄主吐，黑主抽搐。此皆察色之大要，再以脉症参之，庶治得其要矣。

论色歌

明·杨继洲　编

眼内赤者心实热，淡红色者虚之说。
青者肝热浅淡虚，黄者脾热无他说。
白面混者肺热侵，目无精光肾虚诀。
　　儿子人中青，多因果子生，

色若人中紫，果食积为痞。

人中现黄色，宿乳蓄胃成。

龙角青筋起，皆因四足惊。

若然虎角黑，水扑是其形。

赤色印堂上，其惊必是人。

眉间赤黑紫，急救莫沉吟。

红赤眉毛下，分明死不生。

认筋法歌

明·杨继洲　编

囟门八字甚非常，筋透三关命必亡。

初关乍入或进退，次部相侵亦何妨。

赤筋只是因膈食，筋青端被水风伤。

筋连大指是阴症，筋若生花定不祥**❶**。

筋带悬针主吐泻，筋纹关外命难当。

四肢瘈瘲腹膨胀，吐乳却因乳食伤。

---

❶ 不祥：此有祸祟之筋。

鱼口鸦声并气急，犬吠人谈自惊张。

诸风惊症宜推早，如若推迟命必亡。

神仙留下真奇法，后学能通第一强。

凡看鼻梁上筋，直插天心一世惊。

陈氏经脉辨色歌

明·杨继洲　编

小儿须看三关脉，风气命中审端的，

青红紫黑及黄纹，屈曲开了似针直。

三关通青四足惊，水惊赤色谁能明，

人惊黑色紫泻痢，色黄定是被雷惊❶。

或青红纹只一线，娘食伤脾惊热见，

左右三条风肺痰，此时伤寒咳嗽变。

火红主泻黑相兼，痢疾之色亦如然，

若是乱纹多转变，沉疴难起促天年。

赤色流珠主膈热，三焦不和心烦结，

---

❶　按此与仙授诀不同，再验之。此诀即徐氏水镜诀之意，陈
氏敷衍之，取其便诵也。

吐泻肠鸣自利下，六和汤中真口诀。

环珠长珠两样形，脾胃虚弱心胀膨，
积滞不化肚腹痛，消食化气药堪行。

来蛇去蛇形又别，冷积脏寒神困极，
必须养胃倍香砂，加减临时见药力。

弓反里形纹外形，感寒邪热少精神，
小便赤色夹惊风，痫症相似在人明。

枪形鱼刺水字纹，风痰发搐热如焚，
先进升麻连壳散，次服柴胡大小并。

针形穿关射指甲，一样热惊非齁呷，
防风通圣凉膈同，次第调之休乱杂。

医者能明此一篇，小儿症候无难然，
口传心授到家地，遇地收功即近仙。

论虚实二证歌

明·杨继洲　编

实　证

两腮红赤便坚秘，小便黄色赤不止。

060

上气喘急脉息多，当行冷药方可治。

虚 证

面光白色粪多青，腹虚胀大呕吐频。
眼珠青色微沉细，此为冷痰热堪行。

五言歌

明·杨继洲　编

心惊在印堂，心积额两广，
心冷太阳位，心热面频装。
肝惊起发际，脾积唇焦黄，
脾冷眉中岳，脾热大肠侵。
肺惊发际形，肺积发际当，
肺冷人中见，肺热面腮旁。
肾惊耳前穴，肾积眼胞厢，
肾冷额上热，肾热赤苍苍。

第2章 闻诊歌诀

闻诊心法要诀

清·吴谦 著

五色既审，五音当明。声为音本，音以声生。声之余韵，音遂以名。角徵宫商，并羽五声。

[注] 此明五音，乃天地之正气，人之中声也。有声而后有音，故声为音本，音以声生也。声之余韵则谓之音，非声之外复有音也。

五色命乎五脏，诊人之病，既已审矣；而五音通乎五脏，诊人之病，亦当明也。角属木通乎肝，徵属火通乎心，宫属土通乎脾，商属金通乎肺，羽属水通乎肾也。

中空有窍，故肺主声。喉为声路，会厌门户。舌为声机，唇齿扇助。宽隘❶锐钝，厚薄之故。

[注] 此明声音各有所主之诊法也。凡万物中空有窍者皆能鸣焉，故肺象之而主声也。凡发声必由喉出，故为声音之路也。必因会厌开阖，故为声音门户也。必借舌为宛转，故为声音之机也。必资之于牙齿唇口，故为声音之扇助也。五者相须，故能出五音而宣达远近也。若夫喉有宽隘，宽者声大，隘者声小。舌有锐钝，锐者声辨，钝者不真。会厌有厚薄，厚者声浊，薄者声清。唇亦有厚薄，厚者声迟，薄者声疾。牙齿有疏密，疏者声散，密者声聚。五者皆无病之声音，乃形质之禀赋不同也。以此推之，在喉、在会厌、在舌、在齿、在唇之故，当有别也。

---

❶ 隘（ài）：狭窄，险要之地。

舌居中发，喉音正宫，极长下浊，沉厚雄洪。

开口张腭，口音商成，次长下浊，铿锵肃清。

撮口[1]唇音，极短高清，柔细透彻，尖利羽声。

舌点齿音，次短高清，抑扬咏越，微声始通。

角缩舌音，条畅正中，长短高下，清浊和平。

[注]此明五脏声音不病之常之诊法也。经曰：天食人以五气，五气入鼻藏于心肺，上使五色修明，声音能彰。故五脏各有正声，以合于五音也。如舌居中，发音自喉出者，此宫之正音也；其声极长、极下、极浊，有沉洪雄厚之韵，属土入通于脾。开口张，音自口出者，此商之正音也；其声次长、次下、次浊，有铿锵清肃之韵，属金入通于肺。

撮口而发，音自唇出者，此羽之正音也；其声极短、极高、极清，有柔细尖利之韵，属水入通于肾。以舌点齿成音者，乃征之正音也；

---

[1] 撮（cuō）口：聚口使成圆形。

其声次短、次高、次清，有抑扬咏越之韵，属火入通于心。

内缩其舌而成音者，乃角之正音也；其声长短、高下、清浊相和，有条畅中正之韵，属木入通于肝。此五脏不病之常声也。

腭者，齿本肉也。

喜心所感，忻散之声。怒心所感，忿厉之声。哀心所感，悲嘶之声。乐心所感，舒缓之声。敬心所感，正肃之声。爱心所感，温和之声。

[注] 前以咽喉、会厌、舌、齿、口唇禀赋不同，以别非病之音。

此又复以人之情、感物成声，以明非病之声也。如为喜感于心者，则其发声必忻悦以散也。怒感于心者，则其发声必忿急而厉也。

哀感于心者，则其发声必悲凄以嘶也。乐感于心者，则其发声必舒畅不迫也。

敬感于心者，则其发声必正直肃敛也。

爱感于心者，则其发声必温柔以和也。

医者于此比类而推不病之音，自可识有病之音也。

五声之变，变则病生，肝呼而急，心笑而雄。脾歌以漫，肺哭促声，肾呻低微。色克则凶。

[注] 此以五声变而生病之诊法也。五声失正，则谓之变，变则病生也。

肝呼而声急，肝声失正，故知病生肝也。心笑而声雄，心声失正，故知病生心也。脾歌而声漫，脾声失正，故知病生脾也。肺哭而声促，肺声失正，故知病生肺也。肾呻而低微，肾声失正，故知病生肾也。

所谓色克则凶者，假如肝病呼急，得相克之白色，主凶也。余脏仿此。

好言者热，懒言者寒。言壮为实，言轻为虚。言微难复，夺气可知。谵妄无伦，神明已失。

[注] 此以声音诊病寒热、虚实、生死之法也。《中藏经》曰：阳候多语、热也，阴候无声、寒也。发言壮厉，实也；发言轻微，虚也。若言声微小不能出喉，欲言不能复言者，此夺气也。谵言妄语，不别亲疏，神明失也，皆主死候。

失音声重，内火外寒。疮痛而久，劳哑使然。哑风不语，虽治命难。讴歌失音，不治亦痊。

[注] 此明失音为病不同之诊也。失音声粗重，乃内火为外寒所遏，郁于肺也。若不粗重，且疮烂而痛，日久流连者，是因劳哑使然也。

小儿抽风不语，大人中风不语，皆谓之哑风，虽竭力治之，而命则终难挽回，以金不能制木也。讴歌失音者，是因歌伤喉，不治亦可痊也。

幼科听声歌

清·吴谦　著

诊儿之法听五声，聆音察理始能明，
五声相应五脏病，五声不和五脏情。
心病声急多言笑，肺病声悲音不清，
肝病声呼多狂叫，脾病声歌音颤轻，
肾病声呻长且细，五音昭著证分明。
啼而不哭知腹痛，哭而不啼将作惊，
嗞煎不安心烦热，嗄声声重感寒风。
有余声雄多壮厉，不足声短怯而轻，
多言体热阳腑证，懒语身冷阴脏形。
狂言焦躁邪热盛，谵语神昏病热凶，
鸭声在喉音不出，直声无泪命将倾。
虚实寒热从声别，闻而知之无遁情。

[注] 小儿之病，既观其色，又当细听其声。
盖笑、呼、歌、悲、呻五声，内应心、肝、脾、

肺、肾五脏也。五声不和，则知五脏有病之情矣，如心属火病，则声急喜笑；肺属金病，则声悲音浊；肝属木病，则声狂叫多呼；脾属土病，则声颤轻如歌；肾属水病，则其声长细如呻吟。有声有泪声长曰哭，有声无泪声短曰啼。如啼而不哭，则气不伸畅，主腹痛，哭而不啼，则气急心烦，将成惊也。煎不安者，乃心经内热，故烦躁不宁也。嘎声，音哑也。声重，声浊也。此为外感风寒也。有余之证其气实，故声雄大而壮厉；不足之证其气虚，故声怯弱而轻短。多言与身热皆阳也，阳主腑，故曰阳腑证也；懒语与身凉皆阴也，阴主脏，故曰阴脏证也。狂言焦躁者，邪热盛也；神昏谵语者，热乘于心，故曰病热凶也。鸭声，声在喉中而哑，气将绝也；直声，声无回转而急，气将散也，二者俱为不治之证。医者果能以此察之，则知表里脏腑，寒热虚实，诸病之情态无所遁矣！

第3章 问诊歌诀

问诊心法要诀

清·吴谦 著

声色既详，问亦当知，视其五入，以知起止。
心主五臭，自入为焦，脾香肾腐，肺腥肝臊。
脾主五味，自入为甘，肝酸心苦，肺辛肾咸。
肾主五液，心汗肝泣，自入为唾，脾涎肺涕。

[注] 此明五入问病之诊法也。肺主五声，肝主五色，前已详明，而问之之道，亦所当知也。经曰：治之极于一。一者，问其因而得其情也。其要在视其五入，即可以知病情之起止也。

假如心主五臭，凡病者喜臭、恶臭，皆主于心，此统而言之也。

若分而言之，则自入喜焦，病生心也；入脾喜香，病生脾也；入肾喜腐，病生肾也；入肺喜腥，病生肺也；入肝喜臊，病生肝也。

脾主五味，凡病者喜味、恶味，皆主于脾，此统而言之也。

若分而言之，则自入喜甘，病生脾也；入肝喜酸，病生肝也；入心喜苦，病生心也；入肺喜辛，病生肺也；入肾喜咸，病生肾也。

肾主五液，凡病者多液、少液，皆主于肾，此统而言之也。

若分而言之，则自入出而为唾，病生肾也；入心出而为汗，病生心也；入肝出而为泪，病生肝也；入脾出而为涎，病生脾也；入肺出而为涕，病生肺也。其声之微壮，色之顺逆，法同推也。

百病之常，昼安朝慧，夕加夜甚，正邪进退。

潮作之时，精神为贵，不衰者实，困弱虚累。

[注] 此以问知精神盛衰、虚实之诊法也。凡病朝慧者，以朝则人气始生，卫气始行，故慧也。昼安者，以日中则人气长，长则胜邪，故安也。夕加者，以夕则人气始衰，邪气始生，故加也。

夜甚者，以夜半则人气入脏，邪气独居于身，故甚也。此百病消长，邪正进退之常也，凡病来潮发作之时，精神为贵者，以病至精神不衰，则为邪气不能胜正，正气实也；病至精神困弱，则为正气不能胜邪，正气虚也。

昼剧而热，阳旺于阳。夜剧而寒，阴旺于阴。
昼剧而寒，阴上乘阳。夜剧而热，阳下陷阴。
昼夜寒厥，重阴无阳。昼夜烦热，重阳无阴。
昼寒夜热，阴阳交错，饮食不入，死终难却。

[注] 此以问知昼夜起居，诊病阴阳、气血、

生死之法也。

昼，阳也；热，阳也。凡病，昼则增剧烦热，而夜安静者，是阳自旺于阳分，气病而血不病也。夜，阴也；寒，阴也。

凡病，夜则增剧寒厥，而昼安静者，是阴自旺于阴分，血病而气不病也。凡病，昼则增剧寒厥而夜安静者，是阴上乘于阳分之病也。凡病，夜则增剧烦热而昼安静者，是阳下陷于阴分之病也。凡病，昼夜俱寒厥者，是重阴无阳之病也。

凡病昼夜俱烦热者，是重阳无阴之病也。凡病，昼则寒厥，夜则烦热者，名曰阴阳交错。若饮食不入，其人之死，终难却也。

食多气少，火化新瘥。食少气多，胃肺两惩。喜冷有热，喜热有寒，寒热虚实，多少之间。

[注] 此以问知饮食之诊法也。食多气盛，此其常也。若食多气少，非胃病火化，即新

愈之后贪食，而谷气未足也。食少气少，此其常也。

若食少气多，则必是胃病不食，肺病气逆，两经之愆也。喜冷者，中必有热。喜热者，中必有寒。虚热则饮冷少，实热则饮冷多，虚寒则饮热少，实寒则饮热多，故曰寒热虚实，辨在多少之间也。

大便通闭，关乎虚实，无热阴结，无寒阳利。小便红白，主乎热寒，阴虚红浅，湿热白泔。

[注] 此以问知大、小二便之诊法也。大便之利不利，关乎里之虚实也。闭者为实，若内外并无热证，则为阴结便闭也。

通者为虚，若内外并无寒证，则为阳实热利也。小便之红与白，主乎里之寒热也。红者为热，若平素浅红淡黄，则为阴虚也。

白者为寒，若平素白浑如米泔，则为湿热所化也。

望以观色，问以测情。召医至榻，不盼不惊。
或告之痛，并无苦容，色脉皆和，诈病欺蒙。

[注] 此以色合问，诊病真伪之法也。望
色只可以知病之处，非问不足以测病之情
也。凡病者闻医至榻，未有不盼视而惊起者
也，若不惊起而盼视者，非无病必骄恣之辈
也。若病者或告之痛，医视其面并无痛苦容状，
诊其色脉皆利，此乃诈病欺蒙医士也。

脉之呻吟，病者常情。摇头而言，护处必疼。
三言三止，言謇为风。咽唾呵欠，皆非病征。

[注] 此以声合情，诊病真伪之法也。医
家诊脉，病者呻吟，以其为病所苦，无奈之
常情也。凡欲言而先摇头者，是痛极艰于发声，
摇头以意示缓故也。若以手护腹，则为里痛，
护头则为头痛，但有所护之处，必有所痛也。
持脉之时，病人三言三止者，谓欲言不言，

不言欲言，如此者三也。言謇不能言者，风病也。

若非言謇风病而三言三止者，是故为诈病之态也。或脉之而咽唾，或脉之而呵欠，皆非有病之征。以咽唾者里气和，呵欠者阴阳和故也。

举此二事，以诊别其情之真伪，则其他可推广矣，盖意在使病者不能售其欺，医者不致为其所欺而妄治也。

黑色无痛，女疸肾伤，非疸血蓄，衄下后黄。面微黄黑，纹绕口角，饥瘦之容，询必噎膈。

[注] 此以色合问，诊病之法也。黑色当主痛，询之无痛病，或为肾伤女劳疸也，察之又非女疸，其为血蓄于中，颜变于外可知，然血蓄之黑，则必或吐衄，或下血，而后即转黄色，以瘀去故也。

面微黑黄者，即浅淡之黧色也，视其寿

076

带纹短，若缠绕口角，亦非蓄血，即相家所谓蛇入口，主人饿死，更视其人有饥饿消瘦之容，可知病不能食，询问必是噎膈也。

白不脱血，脉如乱丝，问因恐怖，气下神失。乍白乍赤，脉浮气怯，羞愧神荡，有此气色。

[注] 此以色合情之诊法也。白者脱血虚色也，察之并无脱血之证，问之始知因恐怖也。恐则血随气下，故色白也。怖则神随气失，故脉如乱丝也。乍白乍赤，气血不定之色也，脉浮气怯，神气不安之象也。问之始知中心羞愧，有此气色也。羞则气收，故气怯也。愧则神荡，故脉浮也。举此情色二端，一以诊病，一以诊情，他可类推，总在临病者神而明之也。

十问歌

清·陈修园　著

一问寒热二问汗，三问头身四问便。
五问饮食六问胸，七聋八渴俱当辨。
九问旧病十问因，再兼服药参机变。
妇人尤必问经期，迟速闭崩皆可见。
再添片语告儿科，天花麻疹全占验。

第4章　脉诊歌诀

脉诊心法要诀

清·吴谦　著

脉为血腑，百体贯通，寸口动脉，大会朝宗。

[注] 经曰：脉者，血之腑也。周身血脉运行，莫不由此贯通，故曰百体贯通也。《难经》曰：十二经中皆有动脉，独取寸口，以决死生。寸口者，左右寸，关，尺，手太阴肺经动脉也；为脉之大要会也。

故曰：寸口动脉，大会朝宗也。

诊人之脉，高骨上取，因何名关，界乎寸尺。

[注] 凡诊人之脉，令仰其手，视掌后有高骨隆起，即是关部脉也。

医者复手取之，先将中指取定关部，方下前后二指于寸，尺之上。

病人长，则下指宜疏；病人短，则下指宜密。因其界乎寸，尺二部之间，故命名曰关。

至鱼一寸，至泽一尺，因此命名，阳寸阴尺。

[注] 从高骨上至鱼际，长一寸，因此命名曰寸。从高骨下至尺泽，长一尺，因此命名曰尺。寸部候上，故为阳也。尺部候下，故为阴也。

右寸肺胸，左寸心膻。右关脾胃，左肝膈胆。三部三焦，两尺两肾。左小膀胱，右大肠认。

[注] 右寸浮候胸中，沉以候肺。左寸浮候膻中，沉以候心。右关浮以候胃，沉以候

脾。左关浮候膈胆,沉以候肝。两尺沉俱候肾,尺浮候小肠、膀胱,右尺浮候大肠。膻,膻中即包络也。五脏皆一,惟肾有二,故曰两尺候两肾也。然《内经》言腑不及胆者,以寄于肝也。

不及大小肠、膀胱者,以统于腹中也。不及三焦者,以寸候胸中,主上焦也;关候膈中,主中焦也;尺候腹中,主下焦也。此遵《内经》分配三部诊脉法也。至伪诀以大小肠配于寸上,以三焦配于左尺,以命门配于右尺,其手厥阴包络,竟置而不言,悉属不经。滑寿以左尺候小肠、膀胱、前阴之病,右尺候大肠、后阴之病,可称千古只眼也。

命门属肾,生气之原,人无两尺,必死不痊。

[注] 两肾之中,名曰命门。命门居两肾之中,故两尺属之。命门之少火,即肾间动气,是为生气之原也。人若无两尺脉,则生气绝矣,

病者必死不能痊也。

关脉一分，右食左风，右为气口，左为人迎。

[注] 阴得尺中一寸，阳得寸内九分。一寸九分，寸、关、尺脉三分分之。今日关脉一分，乃关上之一分也。左关一分名人迎，肝胆脉也。肝胆主风，故人迎紧盛，主乎伤风。右关一分名气口，脾胃脉也。

脾胃主食，故气口紧盛，主乎伤食。此创自叔和，试之于诊，每多不应，然为后世所宗，不得不姑存其说。观《内经》以足阳明胃经，颈上之动脉为人迎，手太阴肺经高骨之动脉为气口，足知其谬矣。

脉有七诊，曰浮中沉，上竟下竟，左右推寻。

[注] 浮者，轻下指于皮脉间所得之脉也。沉者，重下指于筋骨间所得之脉也。中者，

不轻不重，下指于肌肉间所得之脉也。上者，两寸也；竟者，即《内经》上竟上者，胸喉中事也。下者，两尺也；竟者，即《内经》下竟下者，少腹、腰、股、胫、足中事也，左右者，左右手脉也。此七诊者，乃推寻取脉之法也，非谓《内经》独大，独小，独寒，独热，独迟，独疾，独陷下七诊之脉也。

男左大顺，女右大宜，男尺恒虚，女尺恒实。

[注] 天道阳盛于左，地道阴盛于右。故男左女右，脉大为顺宜也。

天之阳在南，阴在北，地之阳在北，阴在南，阳道常饶，阴道常亏。

故男寸恒实，尺恒虚，女寸恒虚，尺恒实也。

又有三部，曰天地人，部各有三，九候名焉。

额颊耳前，寸口歧锐，下足三阴，肝肾脾胃。

[注] 此遵《内经》三部九候，十二经中皆有动脉之诊法也。三部，谓上、中、下也。曰天、地、人，谓上、中、下三部，有天、地、人之名也。部各有三,九候名焉,谓三部各有天、地、人，三而三之，合为九候之名也。额、颊、耳前，谓两额、两颊、耳前也。上部天，两额之动脉，当颔厌之分，足少阳脉气所行，以候头角者也。上部地，两颊之动脉，即地仓、人迎之分，足阳明脉气所行，以候口齿者也。上部人，耳前之动脉，即和髎之分，手少阳脉气所行，以候耳目者也。寸口歧锐，谓寸口歧骨锐骨也。中部天，乃掌后经渠之次，寸口之动脉，手太阴脉气所行，以候肺者也。中部地，乃手大指次指歧骨间，合谷之动脉，手阳明脉气所行，以候胸中者也。中部人，乃掌后锐骨下神门之动脉，手少阴脉气所行，以候心者也。下足三阴，谓五里、太溪、箕门，肝、肾、脾胃也。下部天，乃气冲下三寸，五里之动脉，足厥阴脉气所行，以候肝者也。下部地，乃内踝

后跟骨傍，太溪之动脉，足少阴脉气所行，以候肾者也。下部人，乃鱼腹上越筋间，箕门之动脉，足太阴脉气所行，以候脾胃者也。

寸口大会，五十合经。不满其动，无气必凶。更加疏数，止还不能。短死岁内，期定难生。

[注] 寸口动脉，五十一止，合于经常不病之脉也。若四十动一止，一脏无气，主四岁死。三十动一止，二脏无气，主三岁死。二十动一止，三脏无气，主二岁死。十动一止，四脏无气，主一岁死。不满十动一止，五脏无气，若更乍数乍疏，止而不能即还，则可期短死，一岁之内，必难生也。

五脏本脉，各有所管，心浮大散，肺浮涩短。肝沉弦长，肾沉滑软，从容而和，脾中迟缓。

[注] 上言五脏各有所管之本脉，必皆不

大不小，从容而和，始为五脏不病之脉也。

四时平脉，缓而和匀，春弦夏洪，秋毛冬沉。

[注] 此言四时各有应见之平脉，必皆不
疾不徐，缓而和匀，始为四时不病之脉也。

太过实强，病生于外。不及虚微，病生于内。

[注] 外因六气——风、寒、暑、湿、燥、
火之邪，脉必洪大紧数，弦长滑实而太过矣。
内因七情——喜、怒、忧、思、悲、恐、惊之伤，
脉必虚微细弱，短涩濡芤而不及矣。

饮食劳倦，诊在右关，有力为实，无力虚看。

[注] 凡病外不因六气，内不因七情，为
不内外因，内伤饮食劳倦也。饮食伤胃，劳倦
伤脾，故诊在右关。饮食伤形为有余，故右关

脉有力。劳倦伤气为不足，故右关脉无力也。
三因百病之脉，不论阴，阳，浮，沉，迟，数，
滑，涩，大，小，凡有力皆为实，无力皆为虚。

经曰：诸阳脉按之不鼓，诸阴脉按之鼓甚。
此之谓欤！

凡诊病脉，平旦为准，虚静宁神，调息细审。

[注] 经曰：常以平旦，阴气未动，阳气未
散，饮食未进，经脉未盛，络脉调匀，气血未乱，
乃可诊有过之脉。又曰：诊脉有道，虚静为宝。
言无思无虑，以虚静其心，惟神凝于指下也。
调息细审者，言医家调匀自己气息，精细审察也。

一呼一吸，合为一息，脉来四至，平和之则。
五至无痾❶，闰以太息。三至为迟，迟则为冷。
六至为数，数则热证。转迟转冷，转数转热。

---

❶痾（kē）：病。

[注] 医者调匀气息，一呼脉再至，一吸脉再至，呼吸定息，脉来四至，乃和平之准则也。然何以五至无疴乎？人之气息，时长时短，凡鼓三息，必有一息之长，鼓五息，又有一息之长，名为太息；如三岁一闰，五岁再闰也。言脉必以四至为平，五至便为太过；惟正当太息之时，始曰无疴。此息之长，非脉之急也；若非太息，正合四至也。至于性急之人，五至为平脉，不拘太息之例，盖性急脉亦急也。若一息而脉三至，即为迟慢而不及矣；迟主冷病。若一息而脉遂六至，即为急数而太过矣，数主热病。若一息仅得二至，甚而一至，则转迟而转冷矣。若一息七至，甚而八至，九至，则转数而转热矣。一至，二至，八至，九至，皆死脉也。

迟数既明，浮沉须别。

浮沉迟数，辨内外因，外因于天，内因于人。

天有阴阳，风雨晦明。人喜忧怒，思悲恐惊。

[注] 浮脉法天，候表之疾，即外因也。沉脉法地，候里之病，即内因也。外因者，天之六气：风（风淫末疾），寒（寒淫阴疾），暑（暑淫心疾），湿（湿淫腹疾），燥（燥淫涸疾），火（火淫阳疾）是也。内因者，人之七情：喜伤心，怒伤肝，忧思伤脾，悲伤肺，恐伤肾，惊伤心也。

　　浮沉已辨，滑涩当明。涩为血滞，滑为气壅。

　　[注] 此上六脉，为诸脉之提纲。以浮沉统诸浮上沉下之部位也，以迟数统诸三至，六至之至数也，以滑涩统诸滑流涩滞之形状也。脉象虽多，然不属部位，则属至数，不属至数，则属形状，总不外此六脉，故为诸脉之提纲也。

　　浮脉皮脉，沉脉筋骨，肌肉候中，部位统属。

　　[注] 皮脉取之而得者，谓之浮脉。筋骨

取之而得者，谓之沉脉。此以上、下部位而得名也。凡脉因部位而得名者，皆统乎浮沉，故曰部位统属也。心肺俱浮，以皮毛取之而得者，肺之浮也；以血脉取之而得者，心之浮也。故曰浮脉皮脉。肝肾俱沉，以筋平取之而得者，肝之沉也；以至骨取之而得者，肾之沉也。故曰沉脉筋骨。肌肉在浮沉之间，故曰候中也。

浮无力濡，沉无力弱，沉极力牢，浮极力革。

[注] 浮而无力谓之濡脉，沉而无力谓之弱脉，浮而极有力谓之革脉，沉而极有力谓之牢脉。

三部有力，其名曰实。三部无力，其名曰虚。

[注] 浮、中、沉三部俱有力，谓之实脉。浮、中、沉三部俱无力，谓之虚脉。

三部无力，按之且小，似有似无，微脉可考。

[注] 浮、中、沉三部极无力，按之且小，似有似无，谓之微脉。

三部无力，按之且大，涣漫不收，散脉可察。

[注] 浮、中、沉三部极无力，按之且大，涣漫不收，谓之散脉。

惟中无力，其名曰芤，推筋着骨，伏脉可求。

[注] 浮、沉有力，中取无力，谓之芤脉。推筋着骨，按之始得，谓之伏脉。以上十脉，皆以部位而得名者，故皆统于浮沉也。

三至为迟，六至为数。

[注] 一呼一吸，谓之一息。一息三至，

谓之迟脉。一息六至，谓之数脉。此以脉之至数而得名也。凡脉因至数而得名者，皆统乎迟数也。

四至为缓，七至疾脉。

[注] 一息四至谓之缓脉，一息七至谓之疾脉。

缓止曰结，数止曰促。凡此之诊，皆统至数。动而中止，不能自还，至数不乖，代则难瘥。

[注] 四至缓脉，时而一止，谓之结脉。六至数脉，时而一止，谓之促脉。结促之脉，动而中止，即能自还。若动而中止，不能自还，须臾复动，或十至或二，三十至一止，其至数不乖，谓之代脉。难瘥，谓不满五十动而止，合经难瘥之死脉也。以上五脉，皆以至数而得名者，故皆统于迟数也。

形状如珠，滑溜不定。往来涩滞，涩脉可证。

[注] 形状如珠，滑溜不定，谓之滑脉。进退维艰，往来滞涩，谓之涩脉。此以脉之形状而得名也。凡脉以形状而得名者，皆统乎滑涩也。

弦细端直，且劲曰弦。紧比弦粗，劲左右弹。

[注] 状类弓弦，细而端直，按之且劲，谓之弦脉。较弦则粗，按之且劲，左右弹指，谓之紧脉。

来盛去衰，洪脉名显。大则宽阔，小则细减。

[注] 上来应指而盛，下去减力而衰，谓之洪脉。脉形粗大阔然，谓之大脉。脉形细减如丝，谓之小脉，即细脉也。

如豆乱动，不移约约。长则迢迢，短则缩缩。

[注]其形如豆，乱动约约，动摇不移，谓之动脉。来去迢迢而长，谓之长脉。来去缩缩而短，谓之短脉。以上八脉，皆以形状而得名者，故皆统于滑涩也。

浮阳主表，风淫六气，有力表实，无力表虚。
浮迟表冷，浮缓风湿，浮濡伤暑，浮散虚极。
浮洪阳盛，浮大阳实，浮细气少，浮涩血虚。
浮数风热，浮紧风寒，浮弦风饮，浮滑风痰。

[注]浮，阳脉主表。风邪六气外因之病，皆从表入，故属之也。浮而有力，表实风病也；浮而无力，表虚风病也。迟，寒脉也，故曰表冷。缓，湿脉也，故曰风湿。濡，气虚脉也，气虚则伤暑，故曰浮濡伤暑也。散，气散脉也，气散则虚极，故曰浮散虚极也。浮洪，阳盛脉，故曰阳盛也。浮大，阳实脉，故曰阳实也。细，气少脉，气少不充，故曰气少也。涩，血少脉，血少枯滞，故曰血虚也。数，热脉也，故曰

风热。紧，寒脉也，故曰风寒。弦，饮脉也，故曰风饮。滑，痰脉也，故曰风痰。

沉阴主里，七情气食。沉大里实，沉小里虚。沉迟里冷，沉缓里湿，沉紧冷痛，沉数热极。沉涩痹气，沉滑痰食，沉伏闭郁，沉弦饮疾。

[注] 沉，阴脉主里。七情气食内因之病，皆由里生，故属之也。大，有余脉也，故曰里实。小，不足脉也，故曰里虚。迟，寒脉也，故曰里冷。缓，湿脉也，故曰里湿。紧，寒脉也，故曰冷痛。数，热脉也，故曰热极。涩，血滞脉，故曰痹气。滑，痰食脉，故曰痰食。伏，痛甚不得吐泻脉也，故曰闭郁。弦，饮脉也，故曰饮疾。

濡阳虚病，弱阴虚疾，微主诸虚，散为虚剧。

[注] 濡，为阳分无力脉，故主诸阳虚之

病。弱，为阴分无力脉，故主诸阴虚之病。微，为阴阳血气不足脉，故主诸虚。散，为元气散之脉，故曰虚剧也。

革伤精血，半产带崩。牢疝癥瘕，心腹寒疼。

[注] 革，内空之脉，故主男子亡血、伤精之病，妇人半产、崩、带之疾。牢，内坚之脉，故主诸疝、癥瘕、心腹寒冷疼痛之病也。

虚主诸虚，实主诸实，芤主失血，随见可知。

[注] 虚，为三部无力脉，故主诸虚。实，为三部有力脉，故主诸实。芤，为营空之脉，故主失血。然此三脉，皆随所见之部位，可知其上下，内外之病也。

迟寒主脏，阴冷相干，有力寒痛，无力虚寒。

[注] 迟，阴脉也，脏属阴，故主之。凡阴冷之病，皆属之也。有力为寒实作痛，无力为寒虚痛也。

数热主腑，数细阴伤，有力实热，无力虚疮。

[注] 数，阳脉也，腑属阳，故主之。凡阳属之病，皆属之也。数为阳盛，细为不足，故曰伤阴。有力为实热，无力为虚热。数亦主疮，故曰虚疮。

缓湿脾胃，坚大湿壅。促为阳郁，结则阴凝。

[注] 缓，脾胃脉，又主湿邪，故缓主湿邪脾胃之病。若搏指坚大，则为湿邪壅胀之病。促，为阳盛而郁之脉，结，为阴盛而凝之脉也。

代则气乏，跌打闷绝，夺气痛疮，女始三月。

[注] 代者，真气乏而求代之脉也。若不因跌打气闷，暴病夺气，痛疮伤气，女胎气阻者，而无故见之，则必死也。

滑司痰病，关主食风，寸候吐逆，尺便血脓。

[注] 滑，阳脉，阳盛为痰，故司痰病。右关候胃，故主痰食。左关候肝，故主风痰。寸候上焦,故主吐逆。尺候下焦,故主便血脓也。

涩虚湿痹，尺精血伤，寸汗津竭，关膈液亡。

[注] 涩，血少滞涩脉也，六脉见之，则主营虚受湿痹之病。若两尺见之，则主伤精伤血之病。两寸见之，则主汗多津伤之病。两关见之，则主噎膈反胃，液亡结肠之病也。

弦关主饮，木侮脾经，寸弦头痛，尺弦腹疼。

[注] 弦，阴脉，阴盛为饮；弦，木脉，木旺侮土，土虚不能制湿，故饮病生焉。寸弦，阴乘阳也，故主头痛。尺弦，阴乘阴也，故主腹疼。

紧主寒痛，洪是火伤。动主痛热，崩汗惊狂。

[注] 紧，寒实脉，故主寒痛。洪，热实脉，故主火伤。动，为阴阳相搏之阳脉，故主诸痛；阳动主发热，主惊狂，阴动主汗出，血崩也。

长则气治，短则气病，细则气衰，大则病进。

[注] 长者，气之畅也，故曰气治。短者，气之缩也，故曰气病。小者，正气衰也。大者，邪病进也。

脉之主病，有宜不宜，阴阳顺逆，吉凶可推。

[注] 病有阴阳，脉亦有阴阳。顺应则吉，逆见则凶。此以下至其死可测句，凡二十七节，详分某病见某脉吉，某病见某脉凶也。

中风之脉，却喜浮迟，坚大急疾，其凶可知。

[注] 中风虚见虚脉，以浮迟为顺。若反见坚大急疾为逆，决无生理。

伤寒热病，脉喜浮洪，沉微涩小，证反必凶。汗后脉静，身凉则安，汗后脉躁，热甚必难。阳证见阴，命必危殆，阴证见阳，虽困无害。

[注] 此节皆言伤寒之顺逆也。伤寒热病传里属热，脉以浮洪阳脉为吉；若见沉、微、涩、小阴脉，是证与脉反，故凶。汗后邪解，便当脉静身凉，若躁而热，所谓汗后不为汗衰，名曰阴阳交，必难治矣。阳证而见沉、涩、细、微、弱、迟之阴脉，则脉与证反，命必

100

危殆;阴证而见浮、大、数、动、洪、滑之阳脉，虽脉与证反，在他证忌之，独伤寒为阴邪还阳，将解之诊，病虽危困，无害于命也。

劳倦伤脾，脉当虚弱，自汗脉躁，死不可却。

[注] 劳倦伤脾，脉当虚弱，为顺也。若自汗出而脉反躁疾，则逆矣。安得不死？

疟脉自弦，弦迟多寒，弦数多热，代散则难。

[注] 疟为寒热之病，弦为少阳之脉。少阳主病寒热往来，凡寒热之病，多属少阳半表半里之界，故疟脉自应得弦象也。迟多寒，数多热，理自然也。若得代，散二脉，邪尚未解，正气已衰，命则难生矣。

泄泻下痢，沉小滑弱，实大浮数，发热则恶。

[注]泻痢里虚,宜见沉小滑弱之脉为顺。若反见实大浮数之脉,则身必发热而成恶候也。

呕吐反胃,浮滑者昌,沉数细涩,结肠者亡。

[注]呕吐反胃,脾虚有痰也。浮为虚,滑为痰,是为顺脉,故曰昌也。若沉数细涩,则为气少液枯,遂致结肠,粪如羊屎,死不可救矣。

霍乱之候,脉代勿讶,舌卷囊缩,厥伏可嗟。

[注]霍乱之诊,阳脉为佳,若见代脉,因一时清浊混乱,故脉不接续,非死候也。如脉伏不见,四肢厥逆,舌卷囊缩,为阴寒甚,则有可嗟之变也。

嗽脉多浮,浮濡易治,沉伏而紧,死期将至。

[注] 嗽乃肺疾，脉浮为宜，兼见濡者，病将退也。若沉伏与紧则相反而病深矣。不死何待？

喘息抬肩，浮滑是顺，沉涩肢寒，切为逆证。

[注] 阳喘多实，风与痰耳，故脉以浮滑为顺。阴喘多虚，寒与虚也，故脉沉涩，四肢寒者，均为不治逆证。

火热之证，洪数为宜，微弱无神，根本脱离。

[注] 热证而得洪数，乃正应也。若见微弱，证脉相反，根本脱离，药饵不可施矣。

骨蒸发热，脉数而虚，热而涩小，必殒其躯。

[注] 骨蒸者，肾水不足，壮火僭上，虚数二脉，是正象也。若涩小之脉，所谓发热

脉静，不可救耳。

劳极诸虚，浮软微弱，土败双弦，火炎细数。

[注] 虚证宜见虚脉，若两关脉弦，谓之
双弦。弦乃肝脉，右关见之，是肝木乘脾，
故曰土败。劳证之脉，若见细数，乃阴虚火盛，
上刑肺金，便不可治。

失血诸证，脉必见芤，缓小可喜，数大堪忧。

[注] 芤有中空之象，失血者宜尔也。缓
小亦为虚脉，顺而可喜，若数且大，谓之邪胜，
故可忧也。

蓄血在中，牢大却宜，沉涩而微，速愈者稀。

[注] 蓄血者，有形之实证，见牢大之脉，
脉证相宜。倘沉涩而微，是挟虚矣。既不能

自行其血，又难施峻猛之剂，安望速愈也？

三消之脉，数大者生，细微短涩，应手堪惊。

[注] 渴而多饮为上消，消谷善饥为中消，渴而便数为下消。三消者，皆燥热太过，惟见数大之脉为吉耳。细微短涩，死不可救也。

小便淋闭，鼻色必黄，实大可疗，涩小知亡。

[注] 鼻头色黄，必患小便难。六脉实大者，但用攻病之剂必愈。若逢涩小，为精气不化，死亡将及矣。

癫乃重阴，狂乃重阳，浮洪吉象，沉急凶殃。

[注] 癫狂二证，皆以浮洪为吉，取其病尚浅也。若沉而急，病已入骨，虽有扁仓，莫之能救矣。

痫宜浮缓，沉小急实，但弦无胃，必死不失。

[注] 痫本风痰，脉见浮缓，自应然也。若沉小急实，是病深也，或但弦无胃；则肝之真脏脉见矣，安望其更生耶？

心腹之痛，其类有九，细迟速愈，浮大延久。

[注] 九种心腹之痛，皆宜迟细，易于施疗，如浮而大，是为中虚邪盛，不能收捷功也。

疝属肝病，脉必弦急，牢急者生，弱急者死。

[注] 肝主筋，疝则筋急，故属肝也。肝脉弦急，是其常也。疝系阴寒之咎，牢主里寒之脉，亦其常也。如且弱且急，必有性命之忧矣。

黄疸湿热，洪数便宜，不妨浮大，微涩难医。

[注] 湿蒸热瘀，黄疸生焉，洪数浮大，皆所宜也。一见微涩，虚衰已甚，必食少泻多，无药可疗矣。

肿胀之脉，浮大洪实，细而沉微，岐黄无术。

[注] 水肿胀满，有余之证，宜见有余之脉，浮大洪实是矣。沉细而微，谓之证实脉虚，难言生矣。

五脏为积，六腑为聚，实强可生，沉细难愈。

[注] 积聚皆实证也，实脉强盛，是所当然。沉细为虚，真气败绝，不可为矣。

中恶腹胀，紧细乃生，浮大为何？邪气已深。

[注] 中恶者，不正之气也。紧细则吉，浮大则凶也。

鬼祟之脉，左右不齐，乍大乍小，乍数乍迟。

[注] 鬼祟犯人，左右二手，脉象不一，忽大忽小，忽数忽迟，无一定之脉形也。

痈疽未溃，洪大脉宜，及其已溃，洪大最忌。

[注] 未溃属实，洪大为正脉也。溃后则虚，若仍见洪大，则为邪脉，最所忌也。

肺痈已成，寸数而实。肺痿之证，数而无力。痈痿色白，脉宜短涩，数大相逢，气损血失。肠痈实热，滑数相宜，沉细无根，其死可期。

[注] 肺痈而寸口数实，知脓已成矣。肺叶焦痿，为火伤也，是以数而无力。肺痈、肺痿得白色者，肺之本色，得短涩者，肺之本脉，均相宜也。若逢数大，是火来克金，贼邪之诊，故气损血失也。肠痈实也，滑数

相宜；沉细虚也，证实脉虚，死期将至矣。

妇人有子，阴搏阳别，少阴动甚，其胎已结。
滑疾而散，胎必三月，按之不散，五月可别。
左男右女，孕乳是主，女腹如箕，男腹如釜。

[注] 此一节明女科胎前之脉也。阴搏阳别者，寸为阳，尺为阴，言尺阴之脉，搏指而动，寸阳之脉，则不搏指，迥然分别，此有子之诊也。或手少阴心脉独动而甚者，盖心主血，血主胎，故胎结而动甚也。动者，谓往来流利之动而滑，非厥厥摇动为病之动也。疾即数也，滑而且数，按之而散，三月之胎也；按之不散，五月之胎也。左为阳，故左疾为男胎；右为阴，故右疾为女胎。

五六月后，孕妇之乳房有核，吮之有乳者，则主有子也。女胎腹形，状如箕之圆也。男胎腹形，状如釜之上小而下大也。

欲产离经，新产小缓，实弦牢大，其凶不免。

[注] 此一节明产中之脉也。欲产脉离经者，谓见离乎经常之脉也。盖胎动于中，脉乱于外，势所必然也。产后气血两虚，见小缓之虚脉为吉，若见实大弦牢，其凶不免矣。

经脉病脉，业已昭详，将绝之形，更当度量。

[注] 经常之脉，主病之脉，皆明于前矣。而死绝之脉，亦不可不察也，分列于后。

心绝之脉，如操带钩，转豆躁疾，一日可忧。

[注] 经曰：脉来前曲后居，如操带钩，曰心绝。前曲者，谓轻取则坚强而不柔。后居者，谓重取则牢实而不动。如持革带之钩，全失冲和之气，但钩无胃，故曰心死。钩，即洪脉也。转豆者，即经所谓如循薏苡子，

累累然，状其短实坚强，真脏脉也。又曰：
心绝，一日死。

肝绝之脉，循刃责责，新张弓弦，死在八日。

[注] 经曰：真肝脉至，中外急如循刃。
又曰：脉来急溢，劲如新张弓弦，曰肝死，
又曰：肝绝，八日死。

脾绝雀啄，又同屋漏，覆杯水流，四日无救。

[注] 旧诀曰：雀啄连来四五啄，屋漏少
刻一点落。若杯覆，若水流，皆脾绝也。
经曰：脾绝，四日死。

肺绝维何？如风吹毛，毛羽中肤，三日而号。

[注] 经曰：如风吹毛，曰肺死。又曰：真
肺脉至，如以毛羽中人肤。皆状其但浮而无

胃气也。又曰：肺绝，三日死。

肾绝伊何？发如夺索，辟辟弹石，四日而作。

[注] 经曰：脉来如夺索，辟辟如弹石，曰肾死。又曰：肾绝，四日死。旧诀云：弹石硬来寻即散，搭指散乱如解索。正此谓也。石，即沉脉也。

命脉将绝，鱼翔虾游，至如涌泉，莫可挽留。

[注] 旧诀云：鱼翔似有又似无，虾游静中忽一跃。经曰：浑浑革至如涌泉，绵绵其去如弦绝。皆死脉也。

脉有反关，动在臂后，别由列缺，不干证候。

[注] 反关脉者，脉不行于寸口，出列缺络，入臂后手阳明大肠之经之。以其不顺行于关

上,故曰反关。有一手反关者,有两手反关者,此得于有生之初,非病脉也。

令病人侧立其手,诊之方可见也。

岐黄脉法,候病死生,太素脉法,阴阳贵清。清如润玉,至数分明,浊脉如石,模糊不清。小大贫富,涩滑穷通,长短寿夭,详推错综。

[注] 脉法倡自岐黄,所以候病死生。至杨上善为风鉴者流,托名《太素脉法》,以神其说,每多不验。然其中有近理可采者,如论六阳六阴之脉,以清主贵,以浊主贱。清脉之状,似玉润净,至数分明;浊脉之状,如石粗涩,至数模糊。

小脉主贫,大脉主富,涩脉主穷,滑脉主通,长脉主寿,短脉主夭。如质清脉浊,贵中贱也;质浊脉清,贱中贵也。清脉兼大,贵而富也;兼滑,贵而通也;兼长,贵而寿也。浊脉兼小,贱而贫也;兼涩,贱而穷也;

兼短，贱而夭也。清脉兼小，贱而贫也；兼涩，贵而穷也；兼短，贵而夭也。浊脉兼大，贱而富也；兼滑，贱而通也；兼长，贱而寿也。详推错综者，即详推此质清脉清，质浊脉浊，质清脉浊，质浊脉清，错综等说之理耳。

脉诊七言诀

明·李时珍　著

浮脉

浮脉，举之有余，按之不足。(《脉经》) 如微风吹鸟背上毛，厌厌聂聂（轻泛貌），如循榆荚❶。(《素问》) 如水漂木。(崔氏) 如捻葱叶。(黎氏)

浮脉法天，有轻清在上之象，在卦为乾，

---

❶ 榆荚：榆树结的果。

在时为秋，在人为肺，又谓之毛。太过则中坚旁虚，如循鸡羽，病在外也。不及则气来毛微，病在中也。《脉诀》言：寻之如太过，乃浮兼洪紧之象，非浮脉也。

体状诗

浮脉惟从肉上行，如循榆荚似毛轻。

三秋得令知无恙，久病逢之却可惊。

相类诗

浮如木在水中浮，浮大中空乃是芤。

拍拍而浮是洪脉，来时虽盛去悠悠。

浮脉轻平似捻葱。虚来迟大豁然空。

浮而柔细方为濡，散似杨花无定踪。

[注] 浮而有力为洪，浮而迟大为虚，虚甚为散，浮而无力为芤，浮而柔细为濡。

主病诗

浮脉为阳表病居，迟风数热紧寒拘。

浮而有力多风热，无力而浮是血虚。

寸浮头痛眩生风，或有风痰聚在胸。

关上土衰兼木旺，尺中溲便不流通。

[注] 浮脉主表，有力表实，无力表虚，浮迟中风，浮数风热，浮紧风寒，浮缓风湿，浮虚伤暑，浮芤失血，浮洪虚热，浮散劳极。

沉脉

沉脉，重手按至筋骨乃得。(《脉经》) 如绵裹砂，内刚外柔。(杨氏) 如石投水，必极其底。

沉脉法地，有渊泉在下之象，在卦为坎，在时为冬，在人为肾。又谓之石，亦曰营。太过则如弹石，按之益坚，病在外也。不及则气来虚微，去如数者，病在中也。《脉诀》

言缓度三关，状如烂绵者，非也。沉有缓数及各部之沉，烂绵乃弱脉，非沉也。

体状诗
水行润下脉来沉，筋骨之间软滑匀。

女子寸兮男子尺，四时如此号为平。

相类诗
沉帮筋骨自调匀，伏则推筋着骨寻。

沉细如绵真弱脉，弦长实大是牢形。

[注] 沉行筋间，伏行骨上，牢大有力，弱细无力。

主病诗
沉潜水蓄阴经病，数热迟寒滑有痰。

无力而沉虚与气，沉而有力积并寒。

寸沉痰郁水停胸，关主中寒痛不通。

尺部浊遗并泄痢，肾虚腰及下元疴。

[注] 沉脉主里，有力里实，无力里虚。沉则为气，又主水蓄，沉迟痼冷，沉数内热，沉滑痰食，沉涩气郁，沉弱寒热，沉缓寒湿，沉紧冷痛，沉牢冷积。

迟脉

迟脉，一息三至，去来极慢。（《脉经》）

迟为阳不胜阴，故脉来不及。《脉诀》言，重手乃得，是有沉无浮。一息三至，甚为易见。而曰隐隐、曰状且难，是涩脉矣，其谬可知。

体状诗

迟来一息至惟三，阳不胜阴气血寒。
但把浮沉分表里，消阴须益火之原。

相类诗

脉来三至号为迟，小快于迟作缓持。
迟细而难知是涩，浮而迟大以虚推。

[注] 三至为迟，有力为缓，无力为涩，有止为弦，迟甚为败，浮大而软为虚。黎氏曰：迟小而实，缓大而慢；迟为阴盛阳衰，缓为卫盛营弱，宜别之。

主病诗

迟司脏病或多痰，沉痼❶瘕瘕❷仔细看。

有力而迟为冷痛，迟而无力定虚寒。

寸迟必是上焦寒，关主中寒痛不堪。

尺是肾虚腰脚重，溲便不禁疝牵丸。

[注] 迟脉主脏，有力冷痛，无力虚寒。浮迟表寒，沉迟里寒。

数脉

数脉，一息六至。（《脉经》）脉流薄❸疾。

---

❶ 痼（gù）：经久难治愈的病。

❷ 瘕（ZHēNG）瘕（Jiǎ）：病名，指腹中结块。瘕指坚硬、不移动，痛有定处；瘕指聚散无常，痛无定处。

❸ 薄：同"迫"，逼迫之意。

《《素问》》

数为阴不胜阳，故脉来太过焉。浮、沉、迟、数,脉之纲领。《素问》《脉经》皆为正脉。《脉诀》立七表、八里,而遗数脉,止歌于心脏,其妄甚矣。

体状诗

数脉息间常六至，阴微阳盛必狂烦。

浮沉表里分虚实，惟有儿童作吉看。

相类诗

数比平人多一至，紧来如数似弹绳。

数而时止名为促，数见关中动脉形。

[注] 数而弦急为紧，流利为滑，数而有止为促，数甚为极，数见关中为动。

主病诗

数脉为阳热可知，只将君相火来医。

实宜凉泻虚温补，肺病秋深却畏之。

寸数咽喉口舌疮，吐红咳嗽肺生疡。

当关胃火并肝火，尺属滋阴降火汤。

[注] 数脉主腑，有力实火，无力虚火。浮数表热，沉数里热，气口数实肺痈，数虚肺痿。

滑脉

滑脉，往来前却，流利展转，替替然如珠之应指。(《脉经》) 漉漉如欲脱。

滑为阴气有余，故脉来流利如水。脉者，血之府也。血盛则脉滑，故肾脉宜之；气盛则脉涩，故肺脉宜之。《脉诀》云：按之即伏，三关如珠，不进不退，是不分浮滑、沉滑、尺寸之滑也，今正之。《脉诀》言：关滑胃寒，赤滑脐似水。与《脉经》言关滑胃热，尺滑血蓄，妇人经病之旨相反，其谬如此。

体状相类诗

滑脉如珠替替然❶，往来流利却还前。

莫将滑数为同类，数脉惟看至数间。

[注] 滑则如珠，数则六至。

主病诗

滑脉为阳元气衰，痰生百病食生灾。

上为吐逆下蓄血，女脉调时定有胎。

寸滑膈痰生呕吐，吞酸舌强或咳嗽。

当关宿食肝脾热，渴痢癫❷淋看尺部。

[注] 滑主痰饮，浮滑风痰，沉滑食痰，滑数痰火，滑短宿食。

涩脉

涩脉，细而迟，往来难，短且散，或一止

---

❶ 替替然：一来一往，持续不断的样子。
❷ 癫(tuí)：古病名。睾丸肿大坚硬，重坠胀痛或麻木不知痛痒。亦指妇女少腹肿的病症。

复来。(《脉经》)参伍不调。(《素问》)如轻刀刮竹。(《脉诀》)如雨沾沙。(《通真子》)如病蚕食叶。

涩为阳气有余,气盛则血少,故脉来塞滞,而肺宜之。《脉诀》言:指下寻之似有,举之全无。与《脉经》所云,绝不相干。杜光庭云:涩脉独见尺中,形同代为死脉。

体状诗

细迟短涩往来难,散止依稀应指间。
如雨沾沙容易散,病蚕食叶慢而艰。

相类诗

参伍不调名曰涩,轻刀刮竹短而难。
微似秒芒微软甚,浮沉不别有无间。

[注]细迟短散,时一止曰涩。极细而软,重按若绝曰微。浮而柔细曰濡,沉而柔细曰弱。

主病诗

涩缘血少或伤精，反胃亡阳汗雨淋。

寒湿入营为血痹，女人非孕即无经。

寸涩心虚痛对胸，胃虚胁胀察关中。

尺为精血俱伤候，肠结溲淋或下红。

[注] 涩主血少精伤之病，女人有孕为胎病，无孕为败血。

虚脉

虚脉，迟大而软，按之无力，隐指豁豁然空。（《脉经》）

崔紫虚云：形大力薄，其虚可知。《脉诀》言：寻之不足，举之有余。上言浮脉，不见虚状。杨仁斋言：状似柳絮，散漫而迟。滑氏言：散大而软，皆是散脉，非虚也。《经》曰：血虚脉虚。曰：气来虚微为不及，病在内。曰：久病脉虚者死。

体状相类诗

举之迟大按之松，脉状无涯类谷空。

莫把芤虚为一例，芤来浮大似慈葱❶。

[注] 虚脉浮大而迟，按之无力。芤脉浮大，按之中空，芤为脱血。虚为血虚，浮散二脉见浮脉。

主病诗

脉虚身热为伤暑，自汗怔忡惊悸多。

发热阴虚须早治，养营益气莫蹉跎。

血不荣心寸口虚，关中腹胀食难舒。

骨蒸痿痹伤精血，却在神门两部居。

实脉

实脉，浮沉皆得，脉大而长微弦，应愊愊指然。（《脉经》）

---

❶ 慈葱：慈葱者，乃葱之正名也。

《脉经》幅幅，坚实貌。《脉诀》言：如绳
应指来，乃紧脉，非实脉也。

体状诗

浮沉皆得大而长，应指无虚幅幅[1]强。
热蕴三焦成壮火，通肠发汗始安康。

相类诗

实脉浮沉有力强，紧如弹索转无常。
须知牢脉帮筋骨，实大微弦更带长。

[注] 浮沉有力为实，弦急弹人为紧，沉
而实大，微弦而长为牢。

主病诗

实脉为阳火郁成，发狂谵语吐频频。
或为阳毒或伤食，大便不通或气疼。

---

[1] 幅幅（bì）：郁结的样子，形容脉搏跳动坚实有力。

寸实应知面热风，咽疼舌强气填胸。

当关脾热中宫满，尺实腰肠痛不通。

[注]《经》曰：血实脉实。曰：脉实者，水谷为病。曰：气来实强是谓太过。《脉诀》言尺实小便不禁，与《脉经》尺实小腹痛、小便难之说何反。洁古不知其谬，诀为虚寒，药用姜附，愈误矣。

长脉

长脉，不小不大，迢迢自若。（朱氏）如循长竿末梢为平；如引绳，如循长竿，为病。（《素问》）

长有三部之长，一部之长，在时为春，在人为肝；心脉长，神强气壮；肾脉长，蒂固根深。《经》曰：长则气治，皆言平脉也。

体状相类诗

过于本位脉名长，弦则非然但满张。

弦脉与长争较远，良工尺度自能量。

[注] 实、牢、弦、紧，皆兼长脉。

主病诗

长脉迢迢大小匀，反常为病似牵绳。
若非阳毒癫痫病，即是阳明热势深。

[注] 长主有余之病。

短脉

短脉，不及本位。(《脉诀》) 应指而回，
不能满部。(《脉经》)

戴同父云：短脉只见尺寸，若关中见短，
上不通寸，下不通尺，是阴阳绝脉，必死矣。
故关不诊短。黎居士云：长短未有定体，诸
脉举按之，过于本位者为长，不及本位者为
短。长脉属肝宜于春。短脉属肺宜于秋。但

诊肝肺，长短自见。短脉两头无，中间有，不及本位，乃气不足以前导其血也。

体状相类诗

两头缩缩名为短，涩短迟迟细且难。
短涩而浮秋喜见，三春为贼有邪干。

[注] 涩、微、动、结，皆兼短脉。

主病诗

短脉惟于尺寸寻，短而滑数酒伤神。
浮为血涩沉为痞，寸主头疼尺腹疼。

《经》曰：短则气病，短主不及之病。

洪脉

洪脉，指下极大。（《脉经》）来盛去衰。（《素问》）来大去长。（《通真子》）

洪脉在卦为离，在时为夏，在人为心。《素问》谓之大，亦曰钩。滑氏曰：来盛去衰，如钩之曲，上而复下。应血脉来去之象，象万物敷布下垂之状。詹炎举言：如环珠者，非。《脉诀》云：季夏宜之，秋季、冬季，发汗通肠，俱非洪脉所宜，盖谬也。

体状诗

脉来洪盛去还衰，满指淹淹应夏时。
若在春秋冬月分，升阳散火莫狐疑。

相类诗

洪脉来时拍拍然，去衰来盛似波澜。
欲知实脉参差处，举按弦长愊愊坚。

[注] 洪而有力为实，实而无力为洪。

主病诗

脉洪阳盛血应虚，相火炎炎热病居。

胀满胃翻须早治，阴虚泄痢可愁如。

寸洪心火上焦炎，肺脉洪时金不堪。

肝火胃虚肝内察，肾虚阴火尺中看。

[注] 洪主阳盛阴虚之病，泄痢、失血、久嗽者忌之。《经》曰：形瘦脉大多气者死。曰：脉大则病进。

微脉

微脉，极细而软，按之如欲绝，若有若无。（《脉经》）细而稍长。（戴氏）

《素问》谓之小。又曰：气血微则脉微。

体状相类诗

微脉轻微瞥瞥❶乎，按之欲绝有如无。

微为阳弱细阴弱。细比于微略较粗。

---

❶ 瞥瞥（pì）：形容闪烁不定，飘忽浮动，迅速消失。

[注] 轻诊即见，重按如欲绝者，微也。往来如线而常有者，细也。仲景曰：脉瀊瀊如羹上肥者，阳气微；萦萦如蚕丝细者，阴气衰；长病得之死，卒病得之生。

主病诗

气血微兮脉亦微，恶寒发热汗淋漓。

男为劳极诸虚候，女作崩中带下医。

寸微气促或心惊，关脉微时胀满形。

尺部见之精血弱，恶寒消瘅痛呻吟。

[注] 微主久虚血弱之病，阳微恶寒，阴微发热。《脉诀》云：崩中日久肝阴竭，漏下多时骨髓枯。

紧脉

紧脉，来往有力，左右弹人手。（《素问》）如转索无常。（仲景）数如切绳。（《脉经》）如纫箄线。（丹溪）

紧乃热为寒束之脉，故急数如此，要有神气。《素问》谓之急。《脉诀》言：寥寥入尺来。崔氏言：如线，皆非紧状。或以浮紧为弦，沉紧为牢，亦近似耳。

体状诗

举如转索切如绳，脉象因之得紧名。
总是寒邪来作寇，内为腹痛外身疼。

相类诗

[注] 见弦、实。

主病诗

紧为诸痛主于寒，喘咳风痫吐冷痰。
浮紧表寒须发越，紧沉温散自然安。
寸紧人迎气口分，当关心腹痛沉沉。
尺中有紧为阴冷，定是奔豚与疝疼。

[注] 诸紧为寒为痛，人迎紧盛伤于寒，

气口紧盛伤于食，尺紧痛居其腹。况乃疾在其腹。中恶浮紧、咳嗽沉紧，皆主死。

缓脉

缓脉，去来小快于迟。(《脉经》) 一息四至。(戴氏) 如丝在经，不卷其轴，应指和缓，往来甚匀。(张太素) 如初春杨柳舞风之象。(杨玄操) 如微风轻飐柳梢。(滑伯仁)

缓脉在卦为坤，在时为四季，在人为脾。阳寸、阴尺，上下同等，浮大而软，无有偏胜者，平脉也。若非其时，即为有病。缓而和匀，不浮、不沉、不疾、不徐、不微、不弱者，即为胃气。故杜光庭云：欲知死期何以取？古贤推定五般土。阳土须知不遇阴，阴土遇阴当细数。详《玉函经》。

体状诗

缓脉阿阿四至通，柳梢袅袅飐[1]轻风。

---

[1] 飐：(ZHǎN)：风吹颤动的样子。

欲从脉里求神气，只在从容和缓中。

相类诗

［注］见迟脉。

主病诗

缓脉营衰卫有余，或风或湿或脾虚。
上为项强下痿痹，分别浮沉大小区。
寸缓风邪项背拘，关为风眩胃家虚。
神门濡泄或风秘，或者蹒跚足力迟。

［注］浮缓为风，沉缓为湿，缓大风虚，
缓细湿痹，缓涩脾虚，缓弱气虚。《脉诀》言：
缓主脾热口臭、反胃、齿痛、梦鬼之病。出
自杜撰，与缓无关。

芤脉

芤脉，浮大而软，按之中央空，两边实。
（《脉经》）中空外实，状如慈葱。

芤，慈葱也。《素问》无芤名。刘三点云：芤脉何似？绝类慈葱，指下成窟，有边无中。戴同父云：营行脉中，脉以血为形，芤脉中空，脱血之象也。《脉经》云：三部脉芤，长病得之生，卒病得之死。《脉诀》言：两头有，中间无，是脉断截矣。又言主淋沥、气入小肠。与失血之候相反，误世不小。

体状诗

芤形浮大软如葱，边实须知内已空。
火犯阳经血上溢，热侵阴络下流红。

相类诗

中空旁实乃为芤，浮大而迟虚脉呼。
芤更带弦名曰革，芤为失血革血虚。

主病诗

寸芤积血在于胸，关里逢芤肠胃痈。
尺部见之多下血，赤淋红痢漏崩中。

136

弦脉

弦脉，端直以长。（《素问》）如张弓弦。（《脉经》）按之不移，绰绰如按琴瑟弦。（巢氏）状若筝弦。（《脉诀》）从中直过，挺然指下。（《刊误》）

弦脉在卦为震，在时为春，在人为肝。轻虚以滑者平，实滑如循长竿者病，劲急如新张弓弦者死。池氏曰：弦紧而数劲为太过，弦紧而细为不及。戴同父曰：弦而软，其病轻；弦而硬，其病重。《脉诀》言：时时带数，又言脉紧状绳牵。皆非弦象，今削之。

体状诗

弦脉迢迢端直长，肝经木旺土应伤。
怒气满胸常欲叫，翳蒙瞳子泪淋浪。

相类诗

弦来端直似丝弦，紧则如绳左右弹。
紧言其力弦言象，牢脉弦长沉伏间。

[注] 又见长脉。

主病诗

弦应东方肝胆经，饮痰寒热疟缠身。

浮沉迟数须分别，大小单双有重轻。

寸弦头痛膈多痰，寒热癥瘕察左关。

关右胃寒心腹痛，尺中阴疝脚拘挛。

[注] 弦为木盛之病。浮弦支饮外溢，沉弦
悬饮内痛。疟脉自弦，弦数多热，弦迟多寒。弦
大主虚，弦细拘急。阳弦头痛，阴弦腹痛。单
弦饮癖，双弦寒痼。若不食者，木来克土，必难治。

革脉

革脉，弦而芤。（仲景）如按鼓皮。（丹溪）

仲景曰：弦则为寒，芤则为虚，虚寒相搏，
此名曰革。男子亡血失精，妇人半产漏下。《脉
经》曰：三部脉革，长病得之死，卒病得之生。

时珍曰：此即芤弦二脉相合，故均主失血之候。诸家脉书，皆以为牢脉，故或有革无牢，有牢无革，混淆不辨。不知革浮牢沉，革虚牢实，形证皆异也。又按《甲乙经》曰：浑浑革革，至如涌泉，病进而危；弊弊绰绰，其去如弦绝者死。谓脉来混浊革变，急如涌泉，出而不反也。王贶以为溢脉，与此不同。

体状主病诗

革脉形如按鼓皮，芤弦相合脉寒虚。

女人半产并崩漏，男子营虚或梦遗。

相类诗

[注] 见芤、牢。

牢脉

牢脉，似沉似伏，实大而长，微弦。（《脉经》）

扁鹊曰：牢而长者，肝也。仲景曰：寒则

牢坚，有牢固之象。沈氏曰：似沉似伏，牢之位也；实大弦长，牢之体也。《脉诀》不言形状，但云寻之则无，按之则有。云脉入皮肤辨息难，又以牢为死脉，皆孟浪谬误。

体状相类诗
弦长实大脉牢坚，牢位常居沉伏间。
革脉芤弦自浮起，革虚牢实要详看。

主病诗
寒则牢坚里有余，腹心寒痛木乘脾。
疝癥瘕何愁也，失血阴虚却忌之。

[注] 牢主寒实之病，木实则为痛。扁鹊云：软为虚，牢为实。失血者，脉宜沉细，反浮大而牢者死，虚病见实脉也。《脉诀》言：骨间疼痛，气居于表。池氏以为肾传于脾，皆谬妄不经。

濡脉

濡脉，极软而浮细，如帛在水中，轻手相得，按之无有。(《脉经》)如水上浮沤[1]。

帛浮水中，重手按之，随手而及之象。《脉诀》言：按之似有举还无，是微脉，非濡也。

体状诗

濡形浮细按须轻，水面浮绵力不禁。
病后产中犹有药，平人若见是无根。

相类诗

浮而柔细知为濡，沉细诸柔作弱持。
微则浮微如欲绝，细来沉细近于微。

[注] 浮细如绵曰濡，沉细如绵曰弱，浮而极细如绝曰微，沉而极细不断曰细。

---

[1] 沤（òu）：水中浮泡。

主病诗

濡为亡血阴虚病，髓海丹田暗已亏。

汗雨夜来蒸入骨，血山崩倒湿侵脾。

寸濡阳微自汗多，关中其奈气虚何。

尺伤精血虚寒甚，温补真阴可起疴。

[注] 濡主血虚之病，又为伤湿。

弱脉

弱脉，极软而沉细，按之乃得，举手无有。
（《脉经》）

弱乃濡之沉者。《脉诀》言：轻手乃得。
黎氏譬如浮沤，皆是濡脉，非弱也。《素问》曰：
脉弱以滑，是有胃气。脉弱以涩，是谓久病。
病后老弱见之顺，平人少年见之逆。

体状诗

弱来无力按之柔，柔细而沉不见浮。

阳陷入阴精血弱，白头犹可少年愁。

相类诗

[注] 见濡脉。

主病诗

弱脉阴虚阳气衰，恶寒发热骨筋痿。

多惊多汗精神减，益气调营急早医。

寸弱阳虚病可知，关为胃弱与脾衰。

欲求阳陷阴虚病，须把神门两部推。

[注] 弱主气虚之病。仲景曰：阳陷入阴，
故恶寒发热。又云：弱主筋，沉主骨，阳浮阴弱，
血虚筋急。柳氏曰：气虚则脉弱，寸弱阳虚，
尺弱阴虚，关弱胃虚。

散脉

散脉，大而散。有表无里。(《脉经》) 涣
漫不收。(崔氏) 无统纪，无拘束，至数不齐，
或来多去少，或去多来少。涣散不收，如杨
花散漫之象。(柳氏)

戴同父曰：心脉浮大而散，肺脉短涩而散，平脉也。心脉软散，怔忡；肺脉软散，汗出；肝脉软散，溢饮；脾脉软散，肿，病脉也。肾脉软散，诸病脉代散，死脉也。《难经》曰：散脉独见则危。柳氏曰：散为气血俱虚，根本脱离之脉，产妇得之生，孕妇得之堕。

体状诗

散似杨花散漫飞，去来无定至难齐。
产为生兆胎为堕，久病逢之不必医。

相类诗

散脉无拘散漫然，濡来浮细水中绵。
浮而迟大为虚脉，芤脉中空有两边。

主病诗

左寸怔忡右寸汗，溢饮左关应软散。
右关软散胕胕肿，散居两尺魂应断。

细脉

细脉，小于微而常有，细直而软，若丝线之应指。(《脉经》)

《素问》谓之小。王启玄言：如莠蓬，状其柔细也。《脉诀》言：往来极微，是微反大于细矣，与《经》相背。

体状诗

细来累累细如丝，应指沉沉无绝期。
春夏少年俱不利，秋冬老弱却相宜。

相类诗

[注] 见微、濡。

主病诗

细脉萦萦血气衰，诸虚劳损七情乖。
若非湿气侵腰肾，即是伤精汗泄来。
寸细应知呕吐频，入关腹胀胃虚形。

尺逢定是丹田冷，泄痢遗精号脱阴。

[注]《脉经》曰：细为血少气衰。有此证则顺，否则逆。故吐衄得沉细者生。忧劳过度者，脉亦细。

伏脉

伏脉，重按着骨，指下裁动。(《脉经》)脉行筋下。(《刊误》)

《脉诀》言：寻之似有，定息全无，殊为舛谬[1]。

体状诗

伏脉推筋着骨寻，指间裁动隐然深。
伤寒欲汗阳将解，厥逆脐疼证属阴。

相类诗

[注] 见沉脉。

---

[1] 舛（CHUǎN）谬（MIù）：差错，错误。

主病诗

伏为霍乱吐频频，腹痛多缘宿食停。

蓄饮老痰成积聚，散寒温里莫因循。

食郁胸中双寸伏，欲吐不吐常兀兀**❶**。

当关腹痛困沉沉，关后疝疼还破腹。

[注] 伤寒，一手脉伏曰单伏，两手脉伏曰双伏，不可以阳证见阴为诊。乃火邪内郁，不得发越，阳极似阴，故脉伏，必有大汗而解。正如久旱将雨，六合阴晦，雨后庶物皆苏之义。又有夹阴伤寒，先有伏阴在内，外复感寒，阴盛阳衰，四脉厥逆，六脉沉伏，须投姜附及灸关元，脉乃复出也。若太溪、冲阳皆无脉者，必死。《脉诀》言：徐徐发汗。洁古以附子细辛麻黄汤主之，皆非也。刘元宾曰：伏脉不可发汗。

---

❶ 兀兀（wù）：不动，昏沉的样子。

147

动脉

动乃数脉，见于关上下，无头尾，如豆大，厥厥动摇。

仲景曰：阴阳相搏名曰动，阳动则汗出，阴动则发热，形冷恶寒，此三焦伤也。成无己曰：阴阳相搏，则虚者动，故阳虚则阳动，阴虚则阴动。庞安常曰：关前三分为阳，后三分为阴，关位半阴半阳，故动随虚见。《脉诀》言：寻之似有，举之还无，不离其处，不往不来，三关沉沉。含糊谬妄，殊非动脉。詹氏言：其形鼓动如钩、如毛者，尤谬。

体状诗
动脉摇摇数在关，无头无尾豆形团。
其原本是阴阳搏，虚者摇兮胜者安。

主病诗
动脉专司痛与惊，汗因阳动热因阴。

或为泄痢拘挛病，男子亡精女子崩。

[注] 仲景曰：动则为痛为惊。《素问》曰：阴虚阳搏，谓之崩。又曰：妇人手少阴脉动甚者，妊子也。

促脉

促脉，来去数，时一止复来。(《脉经》)
如蹶①之趣②，徐疾不常。(黎氏)

《脉经》但言数而止为促，《脉诀》乃云：并居寸口，不言时止者，谬矣。数止为促，缓止为结，何独寸口哉！

体状诗

促脉数而时一止，此为阳极欲亡阴。
三焦郁火炎炎盛，进必无生退可生。

---

❶ 蹶（JUÉ）：骡、马等用后腿向后踢。
❷ 趣：古同"促"，急促。

相类诗

[注] 见代脉。

主病诗

促脉惟将火病医，其因有五细推之。
时时喘咳皆痰积，或发狂斑与毒疽。

[注] 促主阳盛之病。促、结之因，皆有气、血、痰、饮、食五者之别。一有留滞，则脉必见止也。

结脉

结脉，往来缓，时一止复来。(《脉经》)

《脉诀》言：或来或去，聚而却还。与结无关。仲景有累累如循长竿曰阴结，蔼蔼❶如车盖曰阳结。《脉经》又有如麻子动摇，旋引旋收，聚散不常者曰结，主死。此三脉，名同实异也。

---

❶ 蔼蔼（ǎi）：茂盛的样子。

体状诗

结脉缓而时一止，独阴偏盛欲亡阳。

浮为气滞沉为积，汗下分明在主张。

相类诗

[注] 见代脉。

主病诗

结脉皆因气血凝，老痰结滞苦沉吟。

内生积聚外痈肿，疝瘕为殃病属阴。

[注]结主阴盛之病。越人曰：结甚则积甚，结微则气微，浮结外有痛积，伏结内有积聚。

代脉

代脉，动而中止，不能自还，因而复动。（仲景）脉至还入尺，良久方来。（吴氏）

脉一息五至，肺、心、脾、肝、肾五脏

之气皆足，五十动而一息，合大衍之数，谓之平脉。反此则止乃见焉，肾气不能至，则四十动一止；肝气不能至，则三十动一止。盖一脏之气衰，而他脏之气代至也。《经》曰：代则气衰。滑伯仁曰：若无病，羸瘦脉代者，危脉也。有病而气血乍损，气不能续者，只为病脉。伤寒心悸脉代者，复脉汤主之，妊娠脉代者。其胎百日。代之生死，不可不辨。

体状诗

动而中止不能还，复动因而作代看。

病者得之犹可疗，平人却与寿相关。

相类诗

数而时止名为促，缓止须将结脉呼。

止不能回方是代，结生代死自殊涂❶。

---

❶ 殊涂：同"殊途"，不同的结果走向。

[注] 促、结之止无常数，或二动、三动、一止即来。代脉之止有常数，必根据数而止，还入尺中，良久方来也。

主病诗

代脉元因脏气衰，腹痛泄痢下元亏。

或为吐泻中宫病，女子怀胎三月今。

[注]《脉经》曰：代散者死。生泄及便脓血。

五十不止身无病，数内有止皆知定。

四十一止一脏绝，四年之后多亡命。

三十一止即三年，二十一止二年应。

十动一止一年殂，更观气色兼形证。

两动一止三四日，三四动止应六七。

五六一止七八朝，次第推之自无失。

戴同父曰：脉必满五十动，出自《难经》；

而《脉诀》五脏歌，皆以四十五动为准，乖于经旨。柳东阳曰：古以动数候脉，是吃紧语。须候五十动，乃知五脏缺失。今人指到腕臂，即云见了。夫五十动，岂弹指间事耶？故学人当诊脉、问证、听声、观色，斯备四诊而无失。

脉诊四言举要

宋南康紫虚隐君崔嘉彦希范著

明蕲州月池子李言闻子郁删补

脉乃血派，气血之先，血之隧道，气息应焉。
其象法地，血之府也，心之合也，皮之部也。
资始于肾，资生于胃，阳中之阴，本乎营卫。
营者阴血，卫者阳气，营行脉中，卫行脉外。
脉不自行，随气而至，气动脉应，阴阳之义。
气如橐籥❶，血如波澜，血脉气息，上下循环。

---

❶ 橐（TUÓ）籥（YUÈ）：风箱。

十二经中，皆有动脉，惟手太阴，寸口取决。
此经属肺，上系吭嗌❶，脉之大会，息之出入。
　一呼一吸，四至为息，日夜一万，三千五百。
　一呼一吸，脉行六寸，日夜八百，十丈为准。
初持脉时，合仰其掌，掌后高骨，是谓关上。
关前为阳，关后为阴，阳寸阴尺，先后推寻。
心肝居左，肺脾居右，肾与命门，居两尺部。
魂魄谷神，皆见寸口，左主司官，右主司府。
左大顺男，右大顺女，本命扶命，男左女右。
关前一分，人命之主，左为人迎，右为气口。
神门决断，两在关后，人无二脉，病死不愈。
男女脉同，惟尺则异，阳弱阴盛，反此病至。
脉有七诊，曰浮中沉，上下左右，消息求寻。
又有九候，举按轻重，三部浮沉，各候五动。
寸候胸上，关候膈下，尺候于脐，下至跟踝。
左脉候左，右脉候右，病随所在，不病者否。
浮为心肺，沉为肾肝，脾胃中州，浮沉之间。

---

❶ 吭（HÁNG）嗌（ài）：喉咙。

心脉之浮，浮大而散，肺脉之浮，浮涩而短。

肝脉之沉，沉而弦长，肾脉之沉，沉实而濡。

脾胃属土，脉宜和缓，命为相火，左寸同断。

春弦夏洪，秋毛冬石，四季和缓，是谓平脉。

太过实强，病生于外，不及虚微，病生于内。

春得秋脉，死在金日，五脏准此，推之不失。

四时百病，胃气为本，脉贵有神，不可不审。

调停自气，呼吸定息，四至五至，平和之则。

三至为迟，迟则为冷，六至为数，数即热证。

转迟转冷，转数转热，迟数既明，浮沉当别。

浮沉迟数，辨内外因，外因于天，内因于人。

天有阴阳，风雨晦冥，人喜怒忧，思悲恐惊。

外因之浮，则为表证，沉里迟阴，数则阳盛。

内因之浮，虚风所为，沉气迟冷，数热何疑。

浮数表热，沉数里热，浮迟表虚，沉迟冷结。

表里阴阳，风气冷热，辨内外因，脉证参别。

脉理浩繁，总括于四，既得提纲，引申触类。

浮脉法天，轻手可得，泛泛在上，如水漂木。

有力洪大，来盛去悠，无力虚大，迟而且柔。

虚甚则散，涣漫不收，有边无中，其名曰芤。

浮小为濡，绵浮水面，濡甚则微，不任寻按。

沉脉法地，近于筋骨，深深在下，沉极为伏。

有力为牢，实大弦长，牢甚则实，愊愊❶而强。

无力为弱，柔小如绵，弱甚则细，如蛛丝然。

迟脉属阴，一息三至，小驶于迟，缓不及四。

二损一败，病不可治，两息夺精，脉已无气。

浮大虚散，或见芤革，浮小濡微，沉小细弱。

迟细为涩，往来极难，易散一止，止而复还。

结则来缓，止而复来，代则来缓，止不能回。

数脉属阳，六至一息，七疾八极，九至为脱。

浮大者洪，沉大牢实，往来流利，是谓之滑。

有力为紧，弹如转索，数见寸口，有止为促。

数见关中，动脉可候，厥厥动摇，状如小豆。

长则气治，过于本位，长而端直，弦脉应指。

短则气病，不能满部，不见于关，惟尺寸候。

一脉一形，各有主病，数脉相兼，则见诸证。

---

❶ 愊愊（Bì）：郁结的样子，形容脉搏跳动坚实有力。

浮脉主表，里必不足，有力风热，无力血弱。

浮迟风虚，浮数风热，浮紧风寒，浮缓风湿。

浮虚伤暑，浮芤失血，浮洪虚火，浮微劳极。

浮濡阴虚，浮散虚剧，浮弦痰饮，浮滑痰热。

沉脉主里，主寒主积，有力痰食，无力气郁。

沉迟虚寒，沉数热伏，沉紧冷痛，沉缓水蓄。

沉牢痼冷，沉实热极，沉弱阴虚，沉细痹湿。

沉弦饮痛，沉滑宿食，沉伏吐利，阴毒聚积。

迟脉主脏，阳气伏潜，有力为痛，无力虚寒。

数脉主腑，主吐主狂，有力为热，无力为疮。

滑脉主痰，或伤于食，下为蓄血，上为吐逆。

涩脉少血，或中寒湿，反胃结肠，自汗厥逆。

弦脉主饮，病属胆肝，弦数多热，弦迟多寒。

浮弦支饮，沉弦悬痛，阳弦头痛，阴弦腹痛。

紧脉主寒，又主诸痛，浮紧表寒，沉紧里痛。

长脉气平，短脉气病，细则气少，大则病进。

浮长风痫，沉短宿食，血虚脉虚，气实脉实。

洪脉为热，其阴则虚，细脉为湿，其血则虚。

缓大者风，缓细者湿，缓涩血少，缓滑内热。

濡小阴虚，弱小阳竭，阳竭恶寒，阴虚发热。
阳微恶寒，阴微发热，男微虚损，女微泻血。
阳动汗出，阴动发热，为痛与惊，崩中失血。
虚寒相搏，其名为革，男子失精，女子失血。
阳盛则促，肺痈阳毒，阴盛则结，疝瘕积郁。
代则气衰，或泄脓血，伤寒心悸，女胎三月。
脉之主病，有宜不宜，阴阳顺逆，凶吉可推。
中风浮缓，急实则忌，浮滑中痰，沉迟中气。
尸厥沉滑，卒不知人，入脏身冷，入腑身温。
风伤于卫，浮缓有汗，寒伤于营，浮紧无汗。
暑伤于气，脉虚身热，湿伤于血，脉缓细涩。
伤寒热病。脉喜浮洪。沉微涩小，证反必凶。
汗后脉静，身凉则安。汗后脉躁。热甚必难。
阳病见阴，病必危殆，阴病见阳，虽困无害。
上不至关，阴气已绝，下不至关，阳气已竭。
代脉止歇，脏绝倾危，散脉无根，形损难医。
饮食内伤，气口急滑，劳倦内伤，脾脉大弱。
欲知是气，下手脉沉，沉极则伏，涩弱久深。
火郁多沉，滑痰紧食，气涩血芤，数火细湿。

滑主多痰，弦主留饮，热则滑数，寒则弦紧。
浮滑兼风，沉滑兼气，食伤短疾，湿留濡细。
疟脉自弦，弦数者热，弦迟者寒，代散者折。
泄泻下痢，沉小滑弱，实大浮洪，发热则恶。
呕吐反胃，浮滑者昌，弦数紧涩，结肠者亡。
霍乱之候，脉代勿讶，厥逆迟微，是则可怕。
咳嗽多浮，聚肺关胃，沉紧小危，伏濡易治。
喘急息肩，浮滑者顺，沉涩肢寒，散脉逆证。
病热有火，洪数可医，沉微无火，无根者危。
骨蒸发热，脉数而虚，热而涩小，必损其躯。
劳极诸虚，浮软微弱，土败双弦，火炎急数。
诸病失血，脉必见芤，缓小可喜，数大可忧。
瘀血内畜，却宜牢大，沉小涩微，反成其害。
遗精白浊，微涩而弱，火盛阴虚，芤濡洪数。
三消之脉，浮大者生，细小微涩，形脱可惊。
小便淋闭，鼻头色黄，涩小无血，数大何妨。
大便燥结，须分气血，阳数而实，阴迟而涩。
癫乃重阴，狂乃重阳，浮洪吉兆，沉急凶殃。
痫脉宜虚，实急者恶，浮阳沉阴，滑痰数热。

160

喉痹之脉，数热迟寒，缠喉走马，微伏则难。

诸风眩运，有火有痰，左涩死血，右大虚看。

头痛多弦，浮风紧寒，热洪湿细，缓滑厥痰。

气虚弦软，血虚微涩，肾厥弦坚，真痛短涩。

心腹之痛，其类有九，细迟从吉，浮大延久。

疝气弦急，积聚在里，牢急者生，弱急者死。

腰痛之脉，多沉而弦，兼浮者风，兼紧者寒。

弦滑痰饮，濡细肾著，大乃肾虚，沉实闪肭。

脚气有四，迟寒数热，浮滑者风，濡细者湿。

痿病肺虚，脉多微缓，或涩或紧，或细或濡。

风寒湿气，合而为痹，浮涩而紧，三脉乃备。

五疸实热，脉必洪数，涩微属虚，切忌发渴。

脉得诸沉，责其有水，浮气与风，沉石或里。

沉数为阳，沉迟为阴，浮大出厄，虚小可惊。

胀满脉弦，土制于木，湿热数洪，阴寒迟弱。

浮为虚满，紧则中实，浮大可治，虚小危极。

五脏为积，六腑为聚，实强者生，沉细者死。

中恶腹胀，紧细者生，脉若浮大，邪气已深。

痈疽浮散，恶寒发热，若有痛处，痈疽所发。

脉数发热，而痛者阳，不数不热，不疼阴疮。

未溃痈疽，不怕洪大，已溃痈疽，洪大可怕。

肺痈已成，寸数而实，肺痿之形，数而无力。

肺痈色白，脉宜短涩，不宜浮大，唾糊呕血。

阳痈实热，滑数可知，数而不热，关脉芤虚。

微涩而紧，未脓当下，紧数脓成，切不可下。

妇人之脉，以血为本，血旺易胎，气旺难孕。

少阴动甚，谓之有子，尺脉滑利，妊娠可喜。

滑疾不散，胎必三月，但疾不散，五月可别。

左疾为男，右疾为女，女腹如箕，男腹如釜。

欲产之脉，其至离经，水下乃产，未下勿惊。

新产之脉，缓滑为吉，实大弦牢，有证则逆。

小儿之脉，七至为平，更察色证，与虎口文。

奇经八脉，其诊又别，直上直下，浮则为督。

牢则为冲，紧则任脉，寸左右弹，阳跷可决。

尺左右弹，阴跷可别，关左右弹，带脉当决。

尺外斜上，至寸阴维，尺内斜上，至寸阳维。

督脉为病，脊强癫痫，任脉为病，七疝瘕坚。

冲脉为病，逆气里急，带主带下，脐痛精失。

阳维寒热，目眩僵仆，阴维心痛，胸肋刺筑。

阳为跷病，阳缓阴急，阴为跷病，阴缓阳急。

癫痫瘛疭，寒热恍惚，八脉脉证，各有所属。

平人无脉，移于外络，兄位弟乘，阳溪列缺。

病脉既明，吉凶当别，经脉之外，又有真脉。

肝绝之脉，循刀责责，心绝之脉，转豆躁疾。

脾则雀啄，如屋之漏，如水之流，如杯之覆。

肺绝如毛，无根萧索，麻子动摇，浮波之合。

肾脉将绝，至如省客，来如弹石，去如解索。

命脉将绝，虾游鱼翔，至如涌泉，绝在膀胱。

真脉既形，胃已无气，参察色证，断之以臆。

幼科脉诊歌诀

切脉歌

清·吴谦 著

小儿周岁当切脉，位小一指定三关，

浮脉轻取皮肤得，沉脉重取筋骨间。
一息六至平和脉，过则为数减迟传，
滑脉如珠多流利，涩脉滞涩往来艰。
三部无力为虚脉，三部有力作实言，
中取无力为芤脉，微脉微细有无间。
洪脉来盛去无力，数缓时止促结占，
紧脉左右如转索，弦则端直张弓弦。
浮为在表外感病，沉为在里内伤端，
数为在腑属阳热，迟为在脏乃阴寒。
滑痰洪火微怯弱，弦饮结聚促惊痫，
芤主失血涩血少，沉紧腹痛浮感寒。
虚主诸虚不足病，实主诸实有余看，
痘疹欲发脉洪紧，大小不匀中恶勘。
一息三至虚寒极，九至十至热极炎，
一二十一十二死，浮散无根沉伏难。
表里阴阳虚实诊，惟在儿科随证参。

[注] 周岁者，一岁也。有疾则当切脉，但部位甚小，不能以三指诊之，须用一指以定

164

三关。三关者，寸、关、尺也。浮脉者，轻取皮肤之上即得，故曰浮也。沉脉者，重按筋骨之间则见，故曰沉也。一息者，人之一呼一吸也。至者，脉之至数也。一息六至为和平之脉，则曰无疾。至数若过者，七至、八至也，谓之数脉；至数若减者，四至、五至也，谓之迟脉。滑脉如珠，往来流利；涩脉滞涩，往来艰难。三部者，脉之浮、中、沉也。浮、中、沉三部无力为虚，浮、中、沉三部有力为实。芤脉者，中取无力；微脉者，按之微细，若有若无；洪脉者，来时虽盛，去时无力；促脉者，数而时止；结脉者，缓而时止；紧脉者，左右如转索之象；弦脉者，端直如张弓弦，此皆言脉之形象至数也。浮脉病在表，外感风寒也；沉脉病在里，内伤饮食也。数脉，病在六腑属阳也；迟脉，病在五脏属阴也。滑主痰盛，洪主火热，微主怯弱之证。弦主停饮，结主积聚，促主惊痫，芤主失血，涩主血少。沉紧主腹痛，浮紧主感寒。虚为不足，主诸虚；实为有余，主诸实。

洪紧者，痘疹欲发也。大小不匀者，中恶之证也。一息三至是虚寒之极，九至十至乃火热太甚。此诸脉所主之病也。若一息只一至、二至，或十一、十二至者，皆死脉也。浮散无根及沉浮取之不应指者，皆难治之脉也。凡病之阴阳表里虚实，虽可以诊脉而得，惟临证时合望、闻、问三者，细为参考焉。

虎口三关部位脉纹形色

清·吴谦　著

初生小儿诊虎口，男从左手女右看，
次指三节风气命，脉纹形色隐隐安。
形见色变知有病，紫属内热红伤寒，
黄主脾病黑中恶，青主惊风白是疳。
风关病轻气关重，命关若见病多难。
大小曲紫伤滞热，曲青人惊走兽占，
赤色水火飞禽扑，黄色雷惊黑阴痫。

长珠伤食流珠热，去蛇吐泻来蛇痫，

弓里感冒外痰热，左斜伤风右斜寒，

针形枪形主痰热，射指射甲命难全，

纹见乙字为抽搐，二曲如钩伤冷传，

三曲如虫伤硬物，水纹咳嗽吐泻环，

积滞曲虫惊鱼骨，形如乱虫有蛔缠。

脉纹形色相参合，医者留神仔细观。

[注] 凡初生小儿有疾病者，须视虎口叉手处脉纹之形色，以决病之生死轻重。男先看左手次指内侧，女先看右手次指内侧。指之三节，初节曰风关，次节曰气关，三节曰命关。其纹色红黄相兼，隐隐不见，则为平安无病，若纹色紫属内热，红属伤寒，黄为伤脾，黑为中恶，青主惊风，白主疳证。纹在风关主病轻，气关主病重，若过命关主病危难治。

妊娠脉诊歌诀

明·皇甫中　著

王冠一　改

阴搏于下，阳别于上，血气和调，有子之象。
手之少阴，其脉动甚，尺按不绝，此为有孕。
少阴属心，心主血脉。肾为胞门，脉应于尺。
或寸脉微，关滑尺数，往来流利，如雀之啄。
或诊三部，浮沉一止，或平而虚，当问月水。
妇人有病，而无邪脉，此孕非病，所以不月。
滑疾不散，胎必三月。但疾不散，五月可决。
左疾为男，右疾为女。女腹如箕，男腹如釜。
沉实在左，浮大在右，右女左男，可以预剖。
怀妊七月，实大牢强，弦急者生，沉细则死。
临产六至，脉号离经。或沉细滑，若无即生。
血瘕弦急，而大者生；虚小弱者，即是死形。
浮大难产，寒热又频。此时凶候，急于色征，
面赤母活，子命必倾。若胎在腹，子母归冥。

半产漏下，革脉主之，弱即血耗，立见倾危。

[注] 脉以寸为阳，尺为阴，尺脉搏指而动，与寸脉迥然分别者，此孕成之候也。少阴心脉也，心主血，今心脉往来流利而独动，乃血旺成胎之象。故可知其有孕。又曰动者，如豆粒之逼指而动也。疾即数也。不散者，按之愈有而不散也。

总之，按而不散者为有力，故断之为胎。亦间有损症似此者，须细辨之。

又曰：三部之脉，浮沉正等，无他病而月经不通者，乃有孕也。三部之脉，浮沉正相等，是无病之脉也，又何以不月。既已不月者，是有病之验也，又何以无他病。故脉虽不显，而受孕可知。再脉沉实为男，沉实为坎中满，属真阳也。虚浮为女，虚浮为离中虚，属真阴也。左手沉实为男，右手虚浮为女。两手沉实为双男，两手虚浮为双女。一手沉实，一手虚浮，不拘左右，为一男一女也。

附录 诊病杂法诀

清·吴谦 著

眉起五色，其病在皮。营变蠕动，血脉可知。
眦目筋病，唇口主肌，耳主骨病，焦枯垢泥。

[注] 此以色合皮、脉、肉、筋、骨，诊
病之法也。

凡眉间起五色，主病在皮者，以肺主皮
毛也。营变五色，蠕蠕然动，主病在脉者，
以营行血脉也。眦目起五色，主病在筋者，
以肝主筋也。唇口起五色，主病在肌者，以
脾主肉也。耳起五色，主病在骨者，以肾主
骨也。焦枯垢泥者，乃枯骨不泽，不能外荣也。

170

发上属火，须下属水，皮毛属金，眉横属木，属土之毫，腋阴脐腹。发直如麻，毛焦死故。

[注] 此明毛发诊病之法也。发属心而上长，故属火也。须属肾而下长，故属水也。通身之毛，属肺而生皮，故属金也。眉属肝而横长，故属木也。

腋下、阴下、脐中、腹中之毫，属脾以应四维，故属土也。凡毛发虽属五脏，然皆血液所生，故喜光泽，若发直如麻，须毛焦枯，皆死候也。

阴络从经，而有常色。阳络无常，随时变色。寒多则凝，凝则黑青。热多则淖，淖则黄红。

[注] 此以色合络脉之诊法也。络有阴阳，随阴经之络为阴络，随阳经之络为阳络也。阴络深而在内，阳络浮而在外，在内者不可得而见也，惟从经常之色而治之，故曰有常色也。在外者可得而见，则随四时推迁

变色而治之，故曰阳络无常也。然阳络之变色，亦不外乎诊色之寒热也。寒多则脉凝，凝则色青黑也，热多则脉淖，淖则色黄红也。

胃之大络，名曰虚里，动左乳下，有过不及。其动应衣，宗气外泄，促结积聚，不至则死。

[注] 此明宗气诊病法也。胃之大络，名曰虚里，贯膈络肺，出于左乳之下，动不应衣，以候宗气。若动之微而不见，则为不及，主宗气内虚也。若动之应衣而甚，则为太过，主宗气外泄。

若三四至一止，或五六至一止，则主有积聚也。若绝不至者，则主死矣。

脉尺相应，尺寒虚泻，尺热病温，阴虚寒热。风病尺滑，痹病尺涩，尺大丰盛，尺小亏竭。

[注] 此明诊尺之法也。尺者，谓从关至尺泽之皮肤也。

《经》曰：脉急尺之皮肤亦急，脉缓尺之皮肤亦缓，脉小尺之皮肤亦减而少气，脉大尺之皮肤亦赉而起，脉滑尺之皮肤亦滑，脉涩尺之皮肤亦涩。故曰脉尺相应也。

若诊尺之皮肤寒，则主虚泻也。诊尺之皮肤热则主病温也；非病温则主阴虚寒热劳疾也。凡风病则尺之肤滑也。

痹病则尺之肤涩也，气血盛则尺之肉丰盛，气血虚则尺之肉亏竭也。

肘候腰腹，手股足端，尺外肩背，尺肉膺前。掌中腹中，鱼青胃寒，寒热所在，病生热寒。

[注] 此明肘臂之诊法也。肘上曰膊，肘下曰臂，膊臂之节曰肘，臂内曰尺，尺外曰臂。肘上候腰腹，手主候股足，臂主候肩背，尺主候胸膺，掌中主候腹中。手大指本节后名曰鱼，或有青色，或现青脉，主候胃中寒也。诊其寒热所在，何处主病生寒热也。

173

诊脐上下，上胃下肠，腹皮寒热，肠胃相当。
胃喜冷饮，肠喜热汤。热无灼灼，寒无沧沧❶。

[注] 此明诊脐之法也。脐之上主候胃也。
脐之下主候肠也。扪其上、下之腹皮寒热，则
知胃肠有寒热相当之病也。胃中有病，每喜冷饮，
肠间有病，多喜热汤，是其征也。然与之饮热，
不可过于灼灼之热；与寒，不可过于沧沧之寒，
盖恐其恣意有失，惟当适其寒温之宜也。

胃热口糜，悬心善饥。肠热利热，出黄如糜。
胃寒清厥，腹胀而疼。肠寒尿白，飧泻肠鸣。

[注] 此明胃肠寒热为病之诊法也。胃中
有热，则上发口糜，心空善饥。

肠中有热，则泻出之物亦热，色黄如粥。
胃中有寒，面清冷厥，则腹胀而疼。肠中有寒，

---

❶ 沧沧：寒冷。

则小便尿白，飧泻肠鸣也。

木形之人，其色必苍，身直五小，五瘦五长。
多才劳心，多忧劳事。软弱曲短，一有非良。

[注] 此下五条，皆以色合形之诊法也。
木形之人，其色合青，贵乎如碧苍之润也。
身直者，象木之干直也。五小者，谓头小手
足小，象木之巅枝也。五瘦五长者，谓身肢
象木之条细而长也。多才者，象木之用随斫
成材也。多才之人，必劳于心也。多忧者，
象木之性不能自静也；多忧之人，必劳于事也。
若一有形质软弱曲短，皆非良材也。

火形赤明，小面五锐，反露偏陋，神清主贵。
重气轻财，少信多虑，好动心急，最忌不配。

[注] 火形之人，其色合赤，贵乎明也。
五锐者，谓头、额、鼻、面、口，象火上之

尖锐也。五反五露者，谓五官反外、露外也，象火之性，张显外露也。五偏五陋者，谓五官不正丑陋也，象火寄体，随物难定也。

凡此反露偏陋，皆火败形，若神清而明，是为得火之神，则反主贵也。

重气者，象火属阳，多气也。轻财者，象火之性，多散也。少信者，象火之性，易变也。多虑者，象火之明，烛物也。好动者，象火之用，不静也。心急者，象火之性，急速也。最忌神痴、气浊、色悖，则为不配，皆败形也。

土形之状，黄亮五圆，五实五厚，五短贵全。面圆头大，厚腹股肩，容人有信，行缓心安。

[注] 土形之人，其色合黄，贵乎亮也。五圆者，象土之形圆也。

五实五厚者，象土之质实厚也。五短者，象土之形敦短也。圆、实、厚、短，五者俱全，各成一形，皆为土之正形，则主贵也。面圆、头大、厚腹、美肩、美股，皆土厚实之状也。客人有信，行缓心安，皆土德性之厚也。

金形洁白，五正五方，五朝五润，偏削败亡。居处静悍，行廉性刚，为吏威肃，兼小无伤。

[注] 金形之人，其色合白，贵乎洁也。五正五方者，象金之形方正也。

五朝者，金主骨，骨骼贵内朝明堂也。五润者，象金之藏于水也。

偏则不方正，削则骨露陷，败亡之形也。居处静悍者，象金静而悍也。

行廉性刚者，象金性洁而刚也。为吏威肃者，象金之性肃杀也。

兼小无伤者，谓方正朝润，虽小无伤，金之正形也。

水形紫润，面肥不平，五肥五嫩，五秀五清。流动摇身，常不敬畏，内欺外恭，粗浊主废。

177

[注] 水形之人，其色合紫，贵乎润色。面肥不平者，象水之面广而有波也。五肥者，象水之形广大也。五嫩者，象水之性滋润也。五秀五清者，象水之质清彻也。肥嫩之质，发行常流动摇身，象水之流动不居也。常不敬畏者，象水之性趋下不上也。

内欺外恭者，象水之质内虚无实也。若神气粗浊，皆主废形也。

贵乎相得，最忌相胜。形胜色微，色胜形重。至胜时年，加感则病。年忌七九，犹宜慎恐。

[注] 此明得其形不得其色之诊法也。假如木形之人，法当色青，是为形色相得，不病而贵之形也。若见黄色或见白色，是为相胜，主病而最忌者也。见黄色者，则为形胜色，主病微；见白色者，则为色胜形，主病重也。然其生病，必至于胜木之时之年，加感外邪则病也。年忌者，谓五形之人，形色相胜者，凡至

七岁，是为年忌。积九递加至十六岁、二十五岁、三十四岁、四十三岁、五十二岁、六十一岁，皆年忌之年也。当此之年，加感为病则甚。

故曰尤宜戒慎恐惧也。

形有强弱，肉有脆坚，强者难犯，弱者易干。肥食少痰，最怕如绵。瘦食多火，着骨难全。

[注] 此明形肉生死之诊法也。五形之人，得其纯者，皆谓之强，得其驳者，皆谓之弱。强者加感之邪难犯，弱者加感之邪易干也。

能食形肥者，强也；若食少而肥者，非强也，乃痰也。

肥人最怕按之如绵絮，谓之无气，则主死矣。食少而瘦者，弱也；若食多而瘦者，非弱也，乃火也。瘦人最怕肉干着骨，谓之消瘦，亦主死矣。

形气已脱，脉调犹死。形气不足，脉调可医。

形盛脉小，少气体治。形衰脉大，多气死期。

[注] 此以形合脉，诊生死之法也。经曰：形气已脱，九候虽调犹死者，谓形脱无以贮气也。形气俱虚，寸口脉调可医者，谓形气未相失也。

形盛而肥，脉小少气者，谓气不能胜形也。形衰而瘦，脉大多气者，谓形不能胜气也。故皆主死也。

颈痛喘疾，目裹肿水，面肿风水，足肿石水。手肿至腕，足肿至踝，面肿至项，阳虚可嗟。

[注] 此明形肿生死之诊法也。视其病者，人迎颈脉大动。

主喘不得卧之疾也。目裹上、下肿者，主有水气之病也。

从面肿起者，名曰风水、阳水也。从足胫肿起者，名曰石水、阴水也。若手肿至腕，

180

足肿至踝，面肿至项，非水也，乃阳气虚结
不还之死证也。

头倾视深，背曲肩随，坐则腰痿，转摇迟回。
行则偻俯，立则振掉，形神将夺，筋骨尪颓。

　　[注] 此明形惫死候之诊法也。经曰：夫
五脏者，身之强也。头者，精明之府，头倾
视深，精神将夺矣。背者，胸中之府，背曲
肩随，府将坏矣。腰者，肾之府，转摇艰难，
肾将惫矣。膝者，筋之府，屈伸不能，行则
偻俯，筋将惫矣。骨者，髓之府，不能久立，
行则振掉，骨将惫矣。凡此形神将夺，筋骨
尪颓之形状，故皆主死候也。

太阴情状，贪而不仁，好入恶出，下意貌亲。
不随时务，后动于人，长大似偻，其色黮黮。

　　[注] 此明阴阳之人之情状，以别阴阳盛

181

衰法也。太阴，阴盛而过柔，故贪而不仁也。好入恶出，阴性藏也。下意貌亲，阴性卑柔也。不随时务，阴喜静也。后动于人，阴性迟也。长大者，阴盛之形也。似偻者，好曲身伛偻下意之态也。其色黑黯黯，阴盛之色也。此太阴人之情状也。

少阴情状，小贪贼心，喜失愠得，伤害无恩。立则险躁，寡和无亲，行如伏鼠，易惧易欣。

[注]少阴，阴微而残忍，故贪小而贼心也。喜失愠得，阴性嫉妒也。

伤害无恩，阴性残忍也。立则险躁，阴性危险也。寡和无亲，阴性冷落也。

行如伏鼠，阴性隐伏也。易惧易欣，谓如鼠之得失，忻然而进，惧然而退也。

此少阴人之情状也。

太阳情状，自大轩昂，仰胸挺腹，足高气扬。

志大虚说，作事好强，虽败无悔，自用如常。

[注] 太阳，阳盛而过刚，故自大轩昂，仰胸挺腹，足高气扬也。

好志大者，阳性好刚强也。好虚说者，阳性好夸张也。作事好强，虽事败而不悔者，以其常好自用自是，亦阳过刚，果于断也。

此太阳人之情状也。

少阳情状，谍谛自贵，志小易盈，好外不内。立则好仰，行则好摇，两臂两肘，常出于背。

[注] 少阳，阳微而明小，故谛小察，自贵小官，志小易盈满也。

好外交而不内附者，阳之性外也。立则好仰，阳之性上也。行则好摇，阳之性动也。两臂两肘常出于背者，亦阳之性喜露而不喜藏也。

此少阳人之情状也。

得阴阳正，平和之人，无为惧惧，无为忻忻。婉然从物，肃然自新，谦谦君子，蔼蔼吉人。

[注] 此明阴阳和平人之情状也。无为惧惧者。中心有所主，而威武不能屈也。无为忻忻者，外物不能惑，而富贵不能淫也。

婉然从物者，谓豁然而大公，物来而顺应也。肃然自新者，谓尊严以方外，恭敬以直内也。夫如是之人，天必祐之，人必爱之，福禄绥之，焉得不谓之谦谦君子，蔼蔼吉人也哉！明此五者，其人之阴阳盛衰，自可见矣。